김수겸 약사의
실전 한방강의

감기편

포항시약사회 한약위원회

한방의 기초부터 조문의 해석
인체에서 한방이
어떻게 작용하는지까지 담았다!

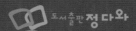도서출판 정다와

김수겸 약사의
실전 한방강의

감기편

도서출판 정다와

인사말

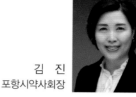

김 진
포항시약사회장

　코로나19 상황은 불행 중 다행으로 전화위복이 되어 멀어지던 약국 한방제제
가 다시 약국으로 돌아오는 기회를 제공했습니다.

　해열제, 진통제, 종합감기약 등 일반의약품의 품절은 자연스럽게 한약제제
를 사용할 수 있는 기회가 되었고 한약제제가 가진 본래의 특성대로 환자의 몸
에 부드럽게 흡수되어 효과는 확실하게 나타내며 그 진가를 발휘하였습니다.

　이에 힘입어 약국한약제제가 활성화되는 타임을 놓치지 않기 위해 포항시약
사회는 회원들을 위해 약국에서 가장 흔하게 접하는 증상인 감기를 주제로 "김
수겸 약사의 실전 한방강의 감기 편"을 한권의 책으로 엮어 회원님들께 드리게
되었습니다.

　1990년대 한약분쟁과 2000년 들어 의약분업을 거치면서 약국에서의 한약은
그 존재감이 심하게 위축되었습니다. 약국 한방은 한방을 어느 정도 깊이까지
다루느냐의 단순한 문제가 아닌 약사의 직역과 직능에 직결된 근본적인 분야임
에도 현재 대부분의 약국 시스템으로는 한방에 관심을 가지고 신경 써 취급하
지 않으면 소홀해질 수밖에 없음에 안타까운 마음입니다.

　약국 한방은 기초이론과 임상응용에 있어서 다른 분야와는 또 다른 특징을 가
지고 있습니다. 일반의약품으로서 감기나 위장장애 등 가벼운 증상에 쉽게 사
용할 수 있는 제제도 있지만 환자와의 상담을 통해 환자의 건강상태를 개선시킬

수 있는 강력한 약사의 무기가 될 수도 있습니다. 이를 위해서는 한방에 대한 깊은 식견이 필요하므로 약사들의 관심과 지속적인 노력이 필요합니다.

한약제제는 오랜 기간동안 인정받아 온 훌륭한 의약품으로서 약국에서 접하는 다양한 질환의 치료제로 결코 소홀히 해서는 안 되는 약사의 관심이 필요한 분야입니다.

전문의약품, 일반의약품, 건강기능식품, 의료기기, 부외품 모두가 약사의 관할 아래 다루어져야 함은 물론이요, 한약제제는 더욱 국민보건 향상에 폭넓게 기여하는 약사의 약입니다.

김수겸 포항시약사회 한약위원장님은 지난 2019년부터 현재까지 포항시약사회 한방공부동호회 '원펀치'를 한결같이 헌신적인 노고로 이끌어 오셨습니다.

지난 강의를 바탕으로 이번에 포항시약사회 회원들뿐만 아니라 더 나아가 한방공부를 쉽게 입문하고자 하는 전국의 약사님들을 위한 한방교재-감기 편을 완성해 주셨습니다.

긴 시간 동안 한방 공부에 쏟은 노력과 정성으로 탄생한 이 책을 집필하신 김수겸 선생님께 진심으로 감사드립니다.

아울러 포항시약사회 회원여러분의 한약제제 사용에 큰 도움이 될 것을 믿어 의심치 아니하며 회원님들의 앞날에 밝은 빛이 되기를 소망합니다.

한방 공부를 시작하면서 제일 처음 난관에 부딪혔던 건 한문이었습니다. 공부를 하려고 해도 모르는 한문이 너무 많다 보니까 찾아봐야 할 한문이 너무 많았습니다. 그러다 보니 흥미가 떨어지기도 하고, 공부하기에도 너무 어려웠던 기억이 납니다. 그리고 두 번째는 용어가 너무 생소했습니다. 처음 들어보는 용어를 이해하지 못한 채로 공부하려니까 머릿속에 기억도 남지 않고, 또 생소한 용어들이 너무나 많이 나와서 이걸 어떻게 기억할지 막막하기도 했습니다.

저는 다른 대학교를 졸업하고 나서 다시 약대에 들어갔기 때문에 초제를 할 수가 없습니다. 그래서 과립제로만 한약을 해야 했는데, 2010년도에 포항시약사회에서 한방강의를 한다고 들으러 오라고 했습니다. 그때 강사님이 윤영배 선생님이셨습니다. 그리하여 한방강의를 듣기 시작했고 한방을 마치 수학의 인수분해처럼 다 분해해서 설명해주시는 게 정말 새롭고 재밌었습니다. 그때부터 본격적으로 윤영배 선생님을 쫓아다니며 한방공부를 시작했습니다. 그래서 이 책은 윤영배 선생님의 강의를 바탕으로 만들어졌습니다.

이 책은 원래 포항시약사회 동호회인 '원펀치'의 강의를 위해 만들기 시작한 책입니다. 강의를 하고 나서 시간이 조금 지나면 잊어버리니까 복습할 때 도움이 될까 싶어서 만들기 시작했습니다. 나름대로 감기에 걸렸을 때 이런 증상이 왜 나오게 되는지와 이 약은 왜 쓰는지에 대해서 이론적인 근거들을 제시하고 싶어 여러 가지 조문을 첨부했습니다. 그러다 보니 한문도 많이 나오는데, 그 밑에 해석을 달아 한문을 몰라도 이해하실 수 있도록 했습니다.

몸에 대해서도, 방제에 대해서도, 본초에 대해서도 최대한 쉽게 풀어서 쓰려고 했습니다.

한방을 보는 관점은 여러 가지가 있습니다. 고방의 관점에서 보기도 하고, 후세방의 관점에서 보기도 하고, 사상체질의 관점에서 보기도 합니다. 그렇기에 제가 쓴 글과 알고 계신 관점이 다를 수도 있습니다. 이런 관점에서 이렇게 보는 이론도 있다고 봐주시면 감사하겠습니다. 저도 아직까지 공부하고 있는 입장이라 모르는 것도 많지만 그래도 회원분들이 한방공부를 할 때 도움이 되면 좋겠습니다. 감사합니다.

김수겸
포항시 한약위원장 & 원펀치 회장

목
차

1. 한의학의 역사

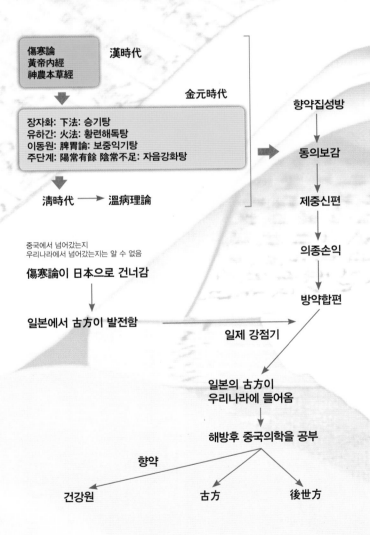

傷寒論
黃帝内經
神農本草經
　　　　　　漢時代

　　　　　　　　　　金元時代

장자화: 下法: 승기탕
유하간: 火法: 황련해독탕
이동원: 脾胃論: 보중익기탕
주단계: 陽常有餘 陰常不足: 자음강화탕

淸時代 ⟶ 溫病理論

향약집성방

동의보감

제중신편

의종손익

방약합편

중국에서 넘어갔는지
우리나라에서 넘어갔는지는 알 수 없음

傷寒論이 日本으로 건너감

일본에서 古方이 발전함

일제 강점기

일본의 古方이
우리나라에 들어옴

해방후 중국의학을 공부

향약

건강원　　　　古方　　　　後世方

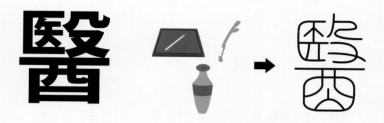

= 匚(상자) + 矢(화살) + 殳(창) + 酉(술)

醫자는 의술의 도구인 화살과 창과 약재인 술로 구성된
會意(이미 만들어진 둘 이상의 한자를 합하여 새로운 뜻을 나타낸)
글자이다.
그러니까 醫자는 몸에 꽂혀있던 화살을 빼내어
상자에 담아놓은(医) 모습과
다친 상처(殳)를 알코올(酉)로 소독한다는 의미를 담은 글자이다.

= 殹(앓는 소리)+酉(닭)

醫자는 殹(앓는 소리 예)자와 酉(닭 유)자가 결합한 모습이다.
殹자는 몽둥이와 화살을 함께 그린 것으로
'아파서 내는 앓는 소리'라는 뜻을 갖고 있다.
몽둥이나 화살에 맞아 다친 사람이 내는 앓는 소리라는 뜻이다.
이렇게 앓는 소리를 뜻하는 殹자에 酉자가 더해진 醫자는
다친 상처를 치료한다는 뜻으로 만들어졌다.

毉 = 醫

毉는 醫와 같은 글자인데,
옛날에는 무당(巫)이 의술을 행했기 때문이다.

그림1-1. 醫의 의미

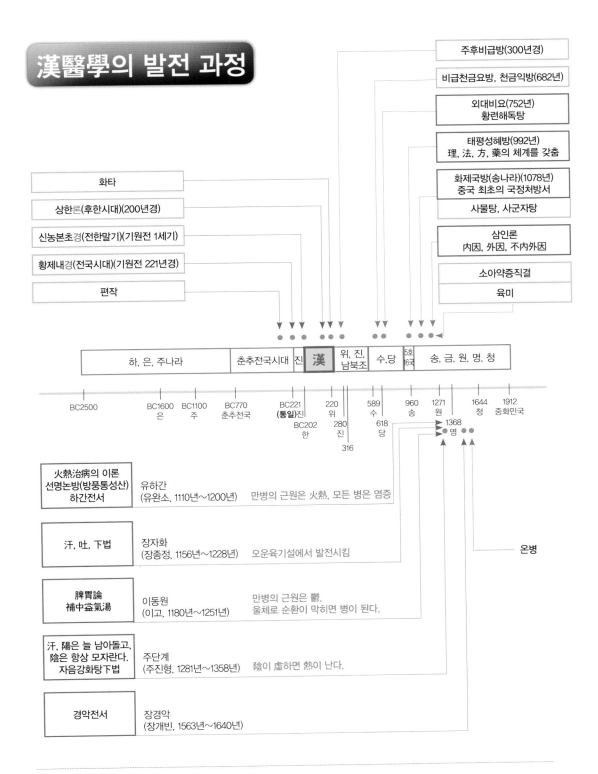

그림1-2. 漢醫學의 발전 과정

黃帝內經
소문(素問)과 영추(靈樞)
한의학의 경전
陰陽五行六氣論을 바탕으로 인체의 생리, 病因, 病理, 藏腑, 經絡, 진단, 치료 등을 포함

황제와 기백의 문답으로 되어 있다.
소문은 평소에 가졌던 생각을 묻는다는 뜻. 영추는 신령한 핵심을 뜻한다.
소문은 陰陽五行에 따라 생명의 본질과 원리에 따라 臟腑, 경락, 병의 발생과 발전 및 변화의 기전, 辨證(질병의 증상을 변별함), 치료의 원칙 등을 다뤘다.

神農本草經
본초서
약의 효능, 약의 性味, 主治 등을 소개

→

본초강목
본초학을 집대성

→

본초비요
왕앙

傷寒論
張仲景
傷寒論과 金匱要略
外邪의 침입에 대한 몸의 저항
몸에서 液의 처리

장사라는 곳의 태수
한나라 이전의 의학 이론과 임상 경험을 계통적으로 총괄하고 질병의 치료와 처방을 다뤄서 중의학의 토대가 되었다.
상한잡병론을 집필하였으나 전쟁을 겪으면서 많이 소실되었다. 왕숙화가 흩어져있던 16권 중 10권을 수집하고 이를 15권으로 편집하여 금궤옥함요략방으로 재편했다.
후에 북송의 왕수가 서고에 있는 상한잡병론을 발견하고 영종 때 보완하여 상한론과 금궤옥함요략으로 나누어 간행하였다.

扁鵲
서기 5세기
望聞問切
특히 맥진(脈診)에 정통

난경의 저자
황제내경에서 알기 어려운 81가지를 추려 脈, 경락, 장부, 질병, 혈도, 침으로 구분하여 문답의 형식으로 알기 쉽게 풀이했다.

華陀
서기 2~3C
침구(鍼灸), 마취 및 외과 수술에 통달

마비산이라는 마취제를 사용한 외과수술에 매우 뛰어났다.
외과뿐만 아니라 내과, 부인과, 소아과, 침 등에 통달하였고 치료법이 다양하면서도 처방이 간단했다.

표1-1. 漢醫學의 발전 과정

송나라

太平惠民和劑局方

중국 최초의 국정처방서

四君子湯
四物湯
雙和湯

金元時代

劉河間(유완소)

火法

火熱治病의 이론

모든 병은 몸에 열나는 데 있다는 이론
모든 병은 염증

黃連解毒湯
防風通聖散

소문현기원병식
선명논방
하간전서

張子和(장종정)

下法

모든 病의 원인은
배설되지 않았기 때문

오운육기설에서 발전시킴

承氣湯類

유문사친

李東垣(이고)

脾胃論

잘 먹고 잘 배설시키면 병이 없다.

만병의 근원은 鬱.
울체로 순환이 막히면 병이 된다.

補中益氣湯

내외상병혹론

朱丹溪(주진형)

陽常有餘 陰常不足

陰이 虛하면 熱이 난다.

陰은 항상 虛하고 陽을 항상 남아돌므로
病을 치료하기 위해서는 부족한 陰을 보
충하고 남은 陽을 억제해야 한다.

滋陰降火湯

국방발휘
격치여론
단계심법

표1-2. 漢醫學의 발전 과정

漢方의학서로는 먼저 黄帝内經이 있습니다. 内徑은 소문과 영추, 운기편으로 나누어집니다. 사람의 사유능력은 그 시대의 사유체계를 넘지 못합니다. 따라서 内徑시대에는 内徑시대의 사유로 한방을 바라보게 됩니다. 漢方을 공부하기 위해서는 처방만 보려 하지 말고 内徑이 만들어진 시대에 과연 사람을 어떻게 보았는지, 内徑에서 말하고 있는 사람이란 어떤 것인지 보아야 합니다. 内徑을 보면서도 内徑에 있는 처방을 보려고 하지 말고 사람을 보아야 한다는 것입니다.

内徑은 사람과 우주를 동일시합니다. 우주를 이루는 다섯 개의 원소 즉, 五行이 서로 화합하고 대립하면서 발전해 나가는 과정을 사람의 몸에 빗대어 설명합니다. 즉 内徑은 그 시대의 사유세계인 五行을 사람의 몸에 적용하여 사람을 설명하는 것입니다.

五行은 절대 진리가 아니라 일종의 設입니다. 設이기 때문에 일부는 옳지만 다른 일부는 틀린 것입니다. 水克火를 예로 들어보면 火는 여러 종류가 있습니다. 일반적인 火는 水, 즉 물로 제압할 수 있지만 만약 火가 촛불인 경우 물보다는 바람으로 끄니 木克이 됩니다. 기름불은 모래로 끄므로 이는 土克火가 됩니다. 五行에서 말하는 水克火는 절대 진리가 아닙니다. 단지 하나의 현상에서만 설명될 수 있을 뿐입니다. 따라서 五行은 五行設입니다.

五行設은 内徑시대의 사유산물이고, 内徑시대의 사유체계가 절대적이라고도 할 수 없습니다.

왜냐하면 五行設은 内徑시대의 사유체계이고 그 당시 内徑시대에 맞는 사유체계였기 때문입니다. 다만 현시대에는 그 당시 사람들의 사유체계인 五行設을 공부해 内徑시대의 사고를 습득하는 도구로 사용하여 그 당시의 사람에 대한 이해를 하는 것이 중요합니다.

傷寒論과 内徑과 신농씨가 本草經을 쓰는 것이 거의 동시대입니다.

神農씨는 먹어보고 이것은 肝으로 가고, 이것은 위장으로 가는 것을 알았다고 합니다. 本草經에 보면 사슴이 뿔을 옆구리에 대는 것을 보고 鹿茸은 腎으로 들어가는 藥이라는 것을 알았다고 적혀있습니다.

傷寒論은 최초의 임상서이고, 内徑은 이론서입니다.

內徑 이후 漢方은 傷寒論의 등장으로 변화를 맞게 됩니다. 傷寒論의 저자는 장사성 태수인 장중경입니다. 傷寒論 서문을 보면 장중경이 傷寒論을 집필한 이유가 나오는데 傷寒으로 인하여 자기 일족 200명 중 70%정도가 죽어 이를 해결하기 위하여 傷寒論을 만들었다고 합니다.

상한론

〈내경〉과 〈난경〉과 함께 〈상한잡병론〉(傷寒雜病論)과 〈본초경〉(本草經)은 중의학의 근간을 이루는 동양 전통의학의 4대 의서로 꼽힌다. 3세기 초에 후한의 장중경(張仲景)은 상한과 잡병에 관해 〈상한잡병론〉을 저술한 것으로 알려져 있다. 중경은 황건적의 난과 군웅할거 천하가 어지러웠던 후한 말 형주자사 유표가 다스렸던 형남 3군 중 하나였던 장사(長沙) 태수를 지냈던 장기(張機)의 호이다. 이는 한나라 이전의 의학 이론과 임상 경험을 계통적으로 총괄하고 질병의 치칙과 치법 및 처방 등을 다룬 것으로서 중의학의 확고부동한 토대가 되었다. 임상에서 이루어지는 상용 처방을 거의 대부분 포함하였으므로 처방서의 원조, 즉 방서지조(祖)로 회자되며 장중경을 흔히 의성(醫聖)이라 일컫는다.

傷寒이란 風寒의 손상을 받아 일어나는 유행성 급성열병의 증상 또는 증후군을 말하는 것이나 넓게는 여러 가지 급성 전염병을 총칭한다. 〈상한잡병론〉은 처음 16권으로 저술되었으나 전란을 겪으며 많은 부분이 소실되었다. 삼국이 통일되고 세워진 진(晉)의 태의령(太醫令) 왕희(王熙: 210~280 추정, 字는 叔和)가 남아있는 〈상한잡병론〉 10권을 수집하고 이를 15권으로 편집하여 〈금궤옥함요략방〉(金櫃玉函要略方)으로 재편했다. 왕희, 즉 왕숙화는 도가사상이 널리 퍼져있던 위진(魏晉) 시대에 의술에까지 신비주의로 물들자 의학의 정통을 확립하고자 애쓴 끝에 전란으로 흩어져있던 중경의 저작을 수집하여 장중경의 이름과 업적을 후세에 전해지게 한 큰 공을 세웠다. 또한 脈診을 집대성하여 현존하는 최초의 脈學 전문 서적인 〈맥경〉(脈經)을 저술하여 동의학의 발전에 크게 공헌했다.

이로부터 숱한 세월이 지나 북송의 인종(仁宗 재위 1022~1063) 때에 한림학사이자 장서가(家)인 왕수(王洙: 997~1057)가 서고에 보관되어 있던 상한과 병과 처방이 들어있는 고의서 세 권을 발견했는데, 이것이 곧 장중경의 〈상한잡병론〉 고전본(古傳本)이었으며 왕수는 이를 정리(整理)하여 〈금궤옥함요략방〉(金賢玉函要略方)으로 이름을 지었다. 북송 영종(英宗 재위 1063~1067) 때에 임억(林億: 생몰년 불상) 등이 구전되거나 다른 의서에 인용된 것들을 보완하고 〈상한론〉과 〈금궤옥함요략〉으로 나누어 간행함으로써 〈상한론〉의 명맥을 잇게 했다. 두

책에는 300여 종의 처방법과 200여 종의 약재가 수록되어 있다. 이후 명나라 조개미(趙開美: 1563~1624)가 다시 하나로 합해 〈상한잡병론〉 또는 〈상한졸병론집〉(傷寒卒病論集)으로 만들어 전했으며, 후세에 이를 또다시 나누어 상한병을 주로 다루는 의서를 〈상한론〉, 기타 내과, 외과, 부인병 등의 합병을 정리한 의서를 〈금궤요략〉으로 칭하여 현세에 전하고 있다.

송대에 들어서 장중경의 상한론을 널리 퍼뜨렸는데 그 중 으뜸으로 꼽는 것이 주굉(朱肱: 1068~1165)의 〈남양활인서〉(南陽活人書)이다. 이는 상한론을 가장 이해하기 쉽게 풀이한 저술로 꼽힌다. 이 저서의 원제목은 〈상한백문〉(傷寒百問)으로 1107년에 3권으로 저술되었고 이를 저술한 업적으로 의학박사가 되었다. 1111년에 벗 장천(張)이 서문을 쓰고 〈남양활인서〉로 제목을 바꾸어 발간했다. 장중경과 주굉을 일러 '의학의 공맹(孔孟)'이라 부를 정도로 주굉은 장중경 이후 8백년이 지나 傷寒 이론을 발전시키고 널리 알린 위대한 의가였다.

출처: 네이버 블로그 'Nalnarioppa'

傷寒論과 內徑과의 사유체계는 서로 다른데 內徑은 五行론에 근거를 두고 설명했다면, 傷寒論은 陰陽에 따라 설명하였다는 점이 다릅니다.

장중경은 傷寒論에서 외부에서 침입한 寒에 대하여 저항하는 것을 陽, 저항하지 못하는 것을 陰으로 설명합니다. 이때 寒은 추위를 말하는 것이 아니라 침입하는 모든 外邪를 지칭합니다. 따라서 여름에 뜨거운 태양을 오래 쬐 쓰러지는 일사병에서, 뜨거운 태양이 몸에서는 寒으로 작용하는 것입니다. 이 寒은 바이러스, 꽃가루, 수술할 때의 칼, 옻나무에 접촉하는 것, 벌레에 쏘이는 것 등 내 몸에 해를 가하는 모든 것들입니다. 수술하고 나서 熱이 나는 것도 수술용 칼이라는 寒이 침범해서 그것에 대한 저항으로 熱이 나는 것입니다.

다시 저항하는 단계를 太陽, 少陽, 陽明으로 세분하고, 저항하지 못한 단계를 太陰, 少陰, 厥陰의 三陰으로 세분하고 있습니다.

이후 장중경의 傷寒論이 중국의 의학사상을 1000년 정도 지배하게 됩니다.

그러다가 장중경 死後 약 1000년이 지나 李東垣에 오면 張仲景을 비판하기 시작합니다.

금원시대에 이르러 비로소 의학사상이 傷寒論을 넘어 발전하게 되는데 이 시대의 뛰어난 의학사상가를 지칭하여 금원사대가라고 합니다.

금원사대가의 첫 번째 인물로는 장자화가 있습니다.

장자화는 모든 病의 원인은 배설되지 않았기 때문이라 하여 치료법으로 下法을 주장하였습니다. 즉 病은 사람 몸에 독소가 축적되어 발생한 것으로 보았습니다. 따라서 독소를 몸 밖으로 빼내는 下法을 위주로 承氣湯流의 처방을 사용하였습니다. 傷寒論에 承氣湯이 있는데, 張子和는 傷寒論의 承氣湯을 그대로 끌고 와서 下法을 씁니다.

금원사대가의 두 번째 인물로 劉完素가 있습니다.

유완소는 그의 출신지인 하간을 붙여 유하간이라는 별칭으로도 불렸는데 장중경이 傷寒論을 집필했다면 유하간은 雜病의 대가라 할 수 있습니다. 장중경은 病因을 寒으로 보았지만 유하간은 病因을 火로 보았습니다. 장중경은 三黃瀉心湯을 창방했는데 유하간은 火를 끄기 위해서는 三黃瀉心湯으로는 부족하다고 보아 黃連解毒湯을 창방하였습니다.

劉河間은 傷寒論에서 나온 三黃瀉心湯을 안 쓰고 三黃瀉心湯을 변형시켜 大黃을 빼버리고 梔子와 黃柏을 넣어서 黃連解毒湯을 만들어냅니다. 張子和와 劉河間의 차이는 張子和는 傷寒論의 처방을 그대로 가져와서 쓰는데, 劉河間에 오면 三黃瀉心湯을 黃連解毒湯으로 변형시킨다는 차이가 있습니다.

금원사대가의 세 번째 인물로는 이동원이 있는데 그 유명한 脾胃論을 집필한 인물입니다. 이동원이 살던 시대에는 전쟁이 극에 달해 먹고 살기 어렵던 시절이었습니다.

이동원은 치료의 근본은 中焦를 補하는 것인데 장중경의 傷寒論은 建中과 理中의 법밖에 없다며 建中과 理中만으로는 病의 근본을 치료할 수 없다고 주장하였습니다. 傷寒論이나 黃帝內徑과는 다른 독자적인 개념이 나오기 시작한 것입니다. 李東垣은 補中을 주장해서 補中益氣湯을 만들어냅니다.

劉河間의 개념에서는 三黃瀉心湯에서 黃連解毒湯으로 발전해나가는데 李東垣에는 없던 처방이 만들어진 것입니다. 치환을 한 것과 없던 처방이 만들어진 것은 전혀 다른 개념입니다.

그러나 이동원은 그의 학설을 인정받기 전에 죽어 살아생전에 빛을 보지 못하였습니다.

금원사대가의 네 번째 인물로 주단계를 들 수 있는데 주단계로 인하여 비로소 이동원의 학설이 인정받게 됩니다. 주단계는 건강이란 잘 먹고 잘 배설하는 것이라며 陰은 항상 虛하고 陽은 항상 남아돌기 때문에 病을 치료하기 위해서는 부족한 陰을 보충하고 남은 陽을 억제하는 것이라 하였습니다. 주단계는 脾胃論에 덧붙여 치료법으로 자음강화법을 주장하였습니다. 주단계가 창안한 처방으로 滋陰降火湯이 있습니다.

張子和는 막혀있는 것을 뚫기 위해서 下法을 쓰고, 劉河間과 朱丹溪는 같이 취급하면 됩니다. 劉河間의 火法이 朱丹溪에 오면 훨씬 더 보충이 되는 것입니다. 黃連解毒湯과 滋陰降火湯은 무슨 차이가 있을까요?

劉河間이 생각했을 때는 熱 하나만 생각했는데, 朱丹溪에 오면 補陰을 시키면서 熱을 끄게 되었습니다. 滋陰降火湯을 우리말로 하면 陰虛로 인해서 虛熱이 뜬다는 것입니다.

이 사람들이 14세기의 사람들인데, 16세기에 오면 청대 쪽으로 넘어오면서 등장한 온병이론을 통해 대규모 전염병에 관한 것이 나옵니다.

금원사대가 이후 장개빈(장경악)이 나오는데 장개빈은 치료법으로 온보법을 주장하게 됩니다. 장개빈은 內徑부터 금원시대까지의 의학사상을 집대성하고 자신의 의학사상을 더하여 경악전서를 집필했습니다.

장개빈은 이전 의학사상가들이 주장하는 학설들, 즉 유하간의 瀉火法, 장자화의 下法, 이동원의 脾胃論, 주단계의 滋陰降火法 등은 모두 病에 대한 관점의 차이라고 주장하였습니다. 즉 어떤 치료법이든 해당하는 질환에 대하여 모두 맞는 치료법이라는 것입니다.

또한 같은 病이라도 보는 관점에 따라서 그 치료법이 다른 것이지 病이 다른 것이 아니라고 하면서 이전 의학사상가들은 치료법을 말했으나 약을 어떻게 쓰는지에 대하여 말한 적이 없다고 하였습니다.

금원사대가와 장개빈의 각 의학사상과 학설은 사람을 보는 시각이 그 의학사상가에 따라

변해온 것뿐입니다. 어느 학설이 옳고 그른 것이 아니라 실은 모두 다 맞는 학설이 됩니다.

즉, 사람을 어떻게 이해했는가는 그 시대의 사유체계로 사람을 본 것이기 때문에 각 의학사상가의 학설은 결국 모두 맞는 말이 됩니다.

각 의학사상가의 학설을 통하여 사람을 이해하는 방법을 배우는 것이 중요하며, 현시대에 한방을 공부하는 사람들은 이러한 의학사상가들의 학설을 모두 공부하고 때에 따라서 각 이론과 처방을 운용하면 될 것입니다.

漢醫學 역사				
傷寒 이론 형성기 漢 時 代		오십이병방	중국의 현존하는 가장 오래된 처방서	
	張仲景	傷寒論	陰陽의 대립으로 설명 寒에 대한 몸의 저항으로 몸을 설명	수많은 방제들
	황제와 岐伯	黃帝内徑	五行으로 몸을 설명 황제와 기백의 대화로 구성됨	
	신농씨	神農本草經 陰陽論 + 五行說	현존하는 최초의 본초 전문서 수록되어 있는 약물마다 성미(性味)와 공능(功能), 별명(別名)과 산지(産地) 등을 자세히 수록해 놓았다. 신농본초경에 수록된 약물의 공효는 과학원리와 부합되며 대부분 용약(用藥) 원칙이 정확하고 과학적인 가치가 있다.	
	편작	난경	맥진(脈診), 경락(經絡), 장부(臟腑), 질병, 혈도(穴道), 침법(鍼法)을 말하였다. 진맥(診脈)은 '오직 寸口만 골라 쓰는'것을 위주로 하며, 경락 학설과 장부 가운데에서의 命門 · 三焦 등의 논술에 대하여 《내경(内經)》의 바탕 위에서 어느 정도 자세히 밝히고 발전시켰다.	
	화타	중장경	사람 몸은 알맞게 일을 해야 하지만 너무 지나치게 해서는 안 된다. 움직이면 음식물이 소화되고 혈맥이 순조롭게 통하여 병이 생기지 않는데, 비유하자면 문지도리가 끝끝내 썩지 않는 것과 같다.	마폐탕 마비산(麻沸散)
傷寒 이론 완성기	갈홍	주후비급방	급구(急救) 의료에 제공될 만한 것과 실용적이고 효과가 있는 간단한 처방, 잘 듣는 처방 및 간단명료한 구법(灸法)을 적바림하여 엮어 만든 것	
	왕도	외대비요	초당(初唐) 및 당(唐) 이전의 의학책을 널리 찾아서 모은 것	
	손사막	비급천금요방 천금익방	《내경(内經)》이후와 당대(唐代) 초기 이전의 의학 성과를 제법 체계적으로 총결하고 반영	

	왕회은	태평성혜방	理, 法, 方, 藥의 체계를 갖춤 민간의 잘 듣는 처방을 널리 거두어 모은 바탕 위에서 북송 이전의 여러 가지 방서(方書)의 관련 있는 내용을 받아들이어 함께 엮어 만든 것 A.D. 10세기 이전을 총결한 대형 임상 방서	
	조효충	성제총론		
	송나라	화제국방	중국 최초의 국정처방서	四君子湯 四物湯
	진무택	삼인론	內因, 外因, 不內外因	八物湯
金元 時代	劉河間 (유완소)	의방정요선명록 소문현기원병식	모든 병은 몸에 열나는 데 있다는 이론(火法) 雜病의 대가 오운육기설에서 출발하여 이것을 심화시킴	黃連解毒湯 防風通聖散
金元時代	張子和	육문사친 장씨경험방	모든 病의 원인은 배설되지 않았기 때문이라 하여 치료법으로 下法을 주장	承氣湯類
	李東垣	脾胃論	잘 먹고 잘 배설시키면 병이 없다.	補中益氣湯
	朱丹溪	단계심범	陽常有餘 陰常不足 건강이란 잘 먹고 잘 배설하는 것이라며 陰은 항상 虛하고 陽을 항상 유려하므로 病을 치료하기 위해서는 부족한 陰을 보충하고 남은 陽을 억제하는 것	滋陰降火湯
淸時代	李時珍	본초강목	1596년에 완성된 중국의 전통 약물에 관한 백과사전식 책	
	장개빈 장경악	경악전서	이전 의학사상가들이 주장하는 학설들, 즉 유하간의 瀉火法, 장자화의 下法, 이동원의 脾胃論, 주단계의 滋陰降火法 등은 모두 病에 대한 관점의 차이라고 주장	
	吳有性	온역론	1642년	溫病理論
	엽천사	온열론치	衛氣營血辨證의 모체	서각, 현삼, 생지황, 목단피
	오국통	온병조변	三焦辨證의 모체	은교산
	주숙	보제방	중국 최대 의방서	
		의방고		
	왕앙	의방집해	효능, 치법에 따라 분류한 최초의 의서	
		본초비요	본초강목과 신농본초경을 발췌하여 편찬	
		의학충종참서록	세계 최초 폐결핵 약료법 기재, 중약에 아스피린 합방	

표1-3. 漢醫學의 역사

韓醫學의 발전 과정

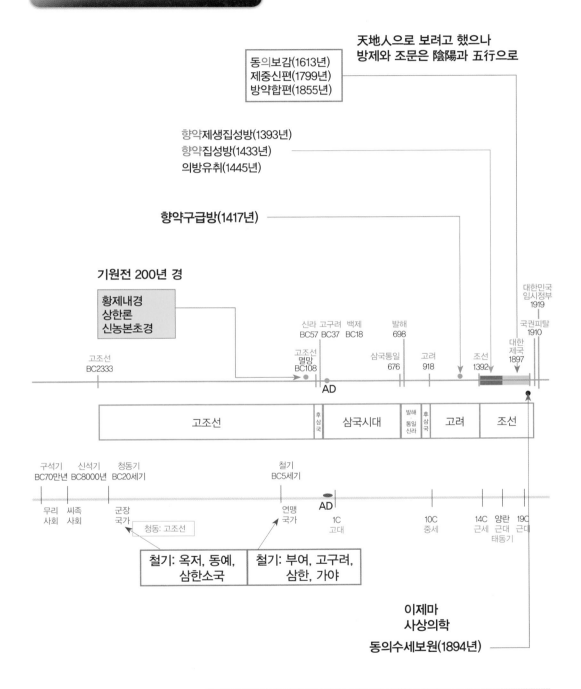

그림1-3. 韓醫學의 발전 과정

이것이 중국의 의학이 발전해 온 과정이었고 우리나라 의학의 발전을 살펴보도록 하겠습니다.

원래 우리나라의 전통의학은 鄕藥(향약)이었습니다. 쉽게 말하면 시골약입니다. 향약은 주로 單房 위주로 되어 있었습니다.

돈 많거나 권력을 가진 사람들은 唐藥이라고 해서 돈을 주고 중국에서 약제를 사와서 먹고 있었습니다.

세종 때 보면 벌써 향약집성방이 있었습니다. 향약이라는 것은 우리나라의 의술체계였습니다. 그런데 사대주의가 팽배해지고 선조 때 허준이 東醫寶鑑을 만들면서 東醫寶鑑에서는 鄕藥이 없어져 버립니다. 세종 때까지만 해도 향약집성방이라는 개념이 있었으나 東醫寶鑑에 오면 우리나라의 의학인 鄕藥을 東藥이라고 해 버립니다.

허준은 선조의 명을 받들어 여러 의학서들과 치료법을 정리한 東醫寶鑑을 집필했습니다. 東醫寶鑑이 나온 이후 우리나라에서는 東醫寶鑑이 한방의 표준전과와도 같은 역할을 했습니다. 東醫寶鑑 이후 우리나라의 韓方은 東醫寶鑑을 기준으로 공부하게 되어 傷寒論, 脾胃論 등의 기성 한방의학서들은 그 중요도가 적어졌습니다.

동의보감은 1596년에 저술을 시작해서 1610년에 완성했고, 1799년 제중신편이 만들어졌습니다. 그 후에 동의보감을 갈고 닦아야 한다는 의미에서 의종손익과 방약합편이 나옵니다. 方藥合編은 처방과 병증 중심의 내용으로 정리된 임상서입니다. 方藥合編은 지금까지의 어느 한방서보다도 많이 보급된 희대의 베스트셀러라 할 수 있습니다. 그 후에 발전을 하지 않고 그대로 내려왔습니다.

민간에서는 우리나라 전통의 한방이 유지되고 있었습니다.

傷寒論이 日本으로 건너간 것에 대해 說은 '한국을 통해서 일본으로 갔을 것이다. 그냥 건너갔을 것이다.'라고 말은 많은데 정확한 사실은 알 수 없습니다.

傷寒論이 日本으로 건너가서 古方이 꽃피웁니다.

방약합편이 나오고 나서 일제강점기로 넘어가게 됩니다. 그러다가 1920~1930년에 일본에서 古方이 들어옵니다. 일제강점기로 넘어가면서 日本의 古方이 우리나라에 들어오게 되는 것입니다.

우리나라에서 한방을 공부하던 사람들이 古方을 받아들이고 난 뒤, 이것이 선진한방이라며 일본한방을 공부하더니 우리나라의 전통적 한방을 비판하기 시작했습니다.

1920년대의 사설을 모아놓은 책이 있는데, 이 사설을 보면 일본에서 한약을 공부한 사람들이 우리나라의 한약의 체계를 비판하고 있습니다. 그러면서 古方은 新학문같이 표현을 하고 있습니다. 이렇게 된 것이 현재에 이르고 있는 것입니다.

해방이 되고 나서 동양의전(경희대 전신)에 있던 사람들이 중국의학을 끌고 와서 중국의학을 공부하기 시작했습니다.

古方 이후 傷寒論, 금궤요략과 더불어 중의학이 들어오면서 중국의학의 대부분이 유입되었습니다.

그래서 지금은 중의학이 대세가 되었고 古方은 쓰던 사람이 몇 명 남지 않았습니다. 향약을 계승한 우리 전통의학은 주로 건강원에서 많이 쓰는 쪽으로 바뀌게 되었습니다.

韓醫學 역사		
백제신집방		우리 민족 최초의 의서
신라법사방		최초의 의사 교육제도와 분과제도 형성
향약구급방	고려시대에 만들어짐 1417년 태종 17년	현존하는 우리나라 最古의 의서 민간에서 구할 수 있는 약재로 급한 병을 구하는 방문(方文)을 모아놓은 것.
향약제생집성방	1393년 태조 7년	우리나라에서 얻은 경험방(東人經驗方)을 채집하여 그 종류에 따라 문(門)으로 나누어, 자국풍토(自國風土)에서 생산되는 약재로써 자국민의 질병을 구료하기를 강조한 책
향약집성방	1433년 세종 15년	세종이 우리나라 약재가 백성들의 병을 치료하는 데 더 효과적인 것으로 생각하여 우리나라 약재인 향약과 중국 약재 탕약을 비교 연구 및 우리 약재의 분포를 조사하도록 명하여 만든 책
의방유취	1445년 세종 27년	조선 세종 때 왕명으로 편찬된 동양 최대의 의학사전

동의보감	1613년 광해군 5년	허준	초창기에 이 책은 세 가지 원칙을 세웠다. 첫째, "병을 고치기에 앞서 수명을 늘리고 병이 안 걸리도록 하는 방법을 중요하게 여긴다." 왜냐하면 당연히 몸을 잘 지키고 병을 예방하는 것이 병 걸린 후 치료하는 것보다 더 낫다고 보았기 때문이다. 둘째, "무수히 많은 처방들의 요점만을 간추린다." 중국에서 수입된 의학책이 매우 많았는데, 이 책은 이렇게 말하고 저 책은 저렇게 말하는 등 앞뒤가 서로 맞지 않는 경우가 많았기 때문이다. 셋째, "국산 약을 널리, 쉽게 쓸 수 있도록 약초 이름에 조선 사람이 부르는 이름을 한글로 쓴다." 시골에는 약이 부족하기 때문에 주변에서 나는 약을 써야 하는데, 그게 어떤 약인지 잘 모르기 때문에 시골사람이 부르는 약초 이름을 쓴 것이다.
의문보감	1724년 경종 4년	주명신	東醫寶鑑을 발췌하여 주로 임상용 처방을 편찬한 것
광제비급	1790년 정조 14년	이경화	어려운 병리설을 줄이고 주로 임상과 직결되는 구급 · 잡병 · 부인병 · 소아병에 역점을 두었으며, 특히 단방생약에서는 함경도 산야에서 누구나 구할 수 있는 약초를 수록
제중신편	1799년 정조 23년	강명길	동의보감을 30여년간 연구하고 자신의 경험을 더해 정리한 책
부방편람	1855년 철종 6년	황도연	東醫寶鑑을 기본으로 여러 가지 병명과 복잡한 치료법 중에서 유익한 것만을 발췌
의종손익	1868년 고종 5년	황도연	'동의보감'과 '제중신편'을 비롯해 무려 106권의 책을 정리하고, 찬화당약방을 운영하면서 얻은 경험을 토대로 저술한 책
의방활투	1869년 고종 6년	황도연	사용 빈도에 따라 처방을 선별해 간편하고 쉽게 편람할 수 있도록 한 책
방약합편	1855년 고종 22년	황도연	'의방활투'에 약성가(藥性歌)로 된 '손익본초'를 더한 것. 처방과 병증 중심의 내용으로 정리된 임상서
동의수세보원	1894년 고종 31년	이제마	사람의 체질을 태양인 · 태음인 · 소양인 · 소음인으로 나누고, 같은 병이라도 체질에 맞게 약을 써야 한다는 이론

표1-4. 韓醫學의 역사

중국의 漢方이 東醫寶鑑으로 들어가고 방약합편으로 빠지게 됩니다. 東醫寶鑑은 표준전과이고 방약합편은 처방과 병증 중심으로 정리된 임상서입니다. 濟衆新編은 東醫寶鑑의 요약판입니다. 그래서 東醫寶鑑의 계열을 後世方계열이라고 하고 日本의 것이 들어온 것을 古方계열이라고 합니다.

이에 따라 우리나라에서는 古方과 後世方이 나눠질 수밖에 없습니다.

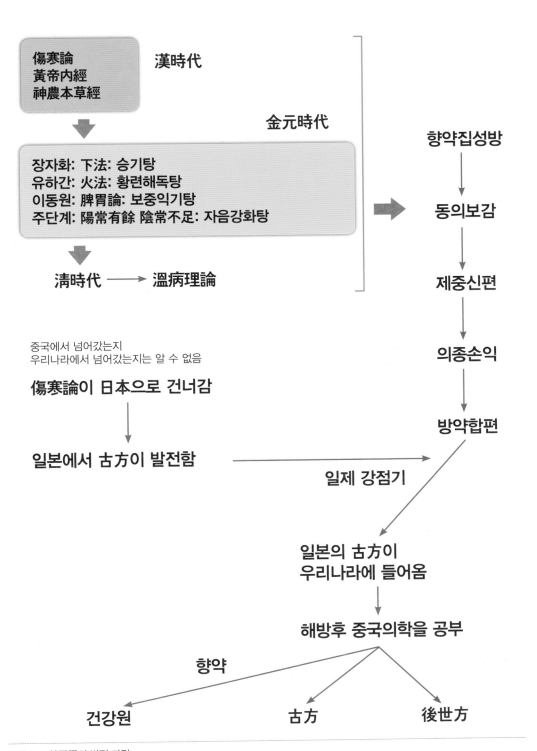

그림1-4. 韓醫學의 발전 과정

한약이란?

한약이란 동물, 식물 또는 광물에서 채취된 것으로 주로 원형대로 건조, 절단 또는 정제된 생약

한약제제란 한약을 한방원리에 따라 배합하여 제조한 의약품을 말한다.

생약

의약품의 일종이며 천연으로 산출되는 자연물을 그대로 또는 말리든가, 썰거나 가루로 만드는 정도

의 간단한 가공처리를 하여 의약품으로 사용하거나 의약품의 원료로 삼는 것.

그리고 한약은 개봉 판매가 가능하다!!!

이런 덕용포장에서 덜어서 판매가 가능하다는 뜻이다.

그리고 이것을 조제라고 표현하지 않고, 소분 판매라고 표현합니다.

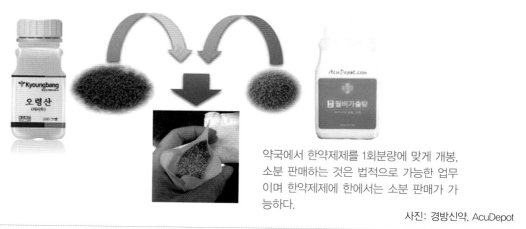

약국에서 한약제제를 1회분량에 맞게 개봉, 소분 판매하는 것은 법적으로 가능한 업무이며 한약제제에 한에서는 소분 판매가 가능하다.

사진: 경방신약, AcuDepot

그림1-5. 한약과 생약이란?

같은 제형만 같이 포장하는 것이 가능합니다.

과립 + 과립 = O

과립 + 환 = X

2. 傷寒과 營弱衛强 그리고 太陽病

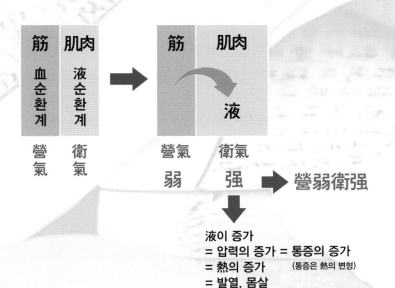

液이 증가
= 압력의 증가 = 통증의 증가
= 熱의 증가 (통증은 熱의 변형)
= 발열, 몸살

감기

감기는 바이러스에 의한 코와 목 부분을 포함한 상부 호흡기계의 감염 증상으로 사람에게 나타나는 가장 흔한 급성 질환 중 하나입니다.

재채기, 코막힘, 콧물, 인후통, 기침, 미열, 두통 및 근육통과 같은 증상이 나타나지만 대개는 특별한 치료 없이도 저절로 치유됩니다.

발열, 근육통

흔히 감기나 독감에 걸리면 기침·발열 증상과 함께 온몸이 쑤시는 근육통이 나타난다. 그래서 '감기몸살'이란 말도 많이 쓰는데, 왜 감기에 걸리면 근육통이 생길까?

비밀은 면역세포가 분비하는 단백질인 '사이토카인(cytokine)'에 있다. 사이토카인은 바이러스가 몸에 침투하면 우리 몸에서 바이러스와 싸울 면역세포들을 부르기 위해 분비되는 신호 전달 물질이다. 감기 바이러스가 들어오면 백혈구가 가장 먼저 바이러스와 싸우기 위해 출동을 하고, 백혈구는 사이토카인을 분비해 다른 면역세포들을 부른다. 바이러스를 사멸시키기 위해 모인 세포들은 또 다른 사이토카인을 분비한다. 사이토카인은 다양한 종류가 있는데, 염증성 사이토카인이 근육통을 유발한다. 독감 바이러스(인플루엔자 바이러스) 같이 독한 바이러스는 호흡기 뿐만 아니라 근육까지 바이러스가 침투해 근육통을 유발하기도 한다.

출처: 헬스조선

콧물, 재채기

감기 바이러스는 감염된 사람의 재채기나 기침을 통해 나온 비말 속에 섞여 공기 중으로 나온다. 이 비말을 접촉한 사람의 입이나 코를 통해 감기 바이러스가 몸 안으로 들어온다.

공기를 통해 들어오는 이물질을 막기 위해 우리가 숨을 쉬는 코 안에는 수많은 털이 있다. 이 털들이 공기 중의 이물질을 일차로 걸러준다. 하지만 크기가 매우 작은 감기 바이러스는 이 관문을 쉽게 통과할 뿐만 아니라 입을 통해서는 바로 목구멍의 점막으로 향할 수 있다.

코 안이나 목구멍의 점막에는 끈끈한 점액이 덮여 있다. 바이러스나 박테리아는 이 점액에 달라붙어 점막 안으로 쉽게 들어갈 수가 없다. 게다가 이 점액에는 살균 작용을 하는 단백질이 들어 있다. 그런데 주변이 건조해서 점액이 말라버리면 바이러스나 박테리아는 점막 안으로 쉽게 침입할 수 있다. 그래서 감기가 유행하는 겨울에는 물을 자주 마시고 가습기를 틀어 호흡기 안을 습하게 만들어야 한다.

감기 바이러스가 코 안이나 목구멍의 점막 내부로 침입하면, 이제부터 본격적으로 인간 면역계와 싸워야 한다. 점막 내부에는 림프 여포라는 곳이 있는데 이곳은 많은 백혈구들이 모여 있다. 이곳에서 백혈구의 일종인 대식세포와 수지상 세포 등이 감기 바이러스를 잡아먹는다. 이물질을 잡아먹은 수지상 세포는 백혈구의 일종인 T세포에 정보를 전달하여 활성화시킨다. 활성화된 T세포는 사이토카인(cytokine)이라는 신호 전달 물질을 분비해 B세포와 대식세포를 활성화한다. 이러한 면역 시스템을 선천 면역계라 한다. 선천 면역계는 외부에서 바이러스나 박테리아와 같은 이물질이 몸 안으로 들어오면 그 종류와 상관없이 바로 작동한다.

T세포에 의해 활성화된 대식세포는 사이토카인을 분비해 근처의 혈관을 확장시켜고 혈류를 증가시킨다. 그러면 그 조직은 빨갛게 붓고 열이 나는 염증 반응이 일어난다. 혈관이 확장하고 혈류량이 증가하면 혈액 속에 있는 물질이 혈관벽을 쉽게 빠져나갈 수 있다.

따라서 혈액 속에 있는 각종 면역세포와 살균 작용을 하는 단백질들이 혈관벽을 빠져나와 바이러스나 박테리아가 침투한 조직으로 신속하게 모일 수 있다. 또한 사이토카인은 혈류를 타고 이동하면서 뇌에도 정보를 전달한다.

그러면 뇌의 체온 중추가 체온을 올린다. 바이러스는 37도 이상에서는 증식이 멈추기 때문에 체온을 올리면 바이러스의 증식을 막을 수 있다. 그리고 사이토카인의 신호를 받은 점액샘에서는 점액의 양을 늘려 점막 내부로 침입하려는 바이러스나 박테리아를 막는다.

이 때문에 감기에 걸리면 콧물을 흘리게 된다. 코안의 점막은 자극을 받으면 자극의 원인이 되는 물질을 밖으로 내보려는 경련성 반사 운동을 일으킨다. 많아진 콧물도 점막에 자극이 되어 반사 운동이 일어나는데, 이것이 재채기이다.

출처: 사이언스타임즈

즉, 콧물이 나오는 이유는 코의 점막에서 바이러스 등에 의해 조직에 염증이 생겨 붓거나 충혈되기 때문이다. 이것은 몸이 바이러스에 대응하기 위한 활동으로 염증이 있는 부분에는 혈액 속의 수분과 바이러스를 없애기 위해 백혈구가 증가하게 된다. 이러한 싸움 속에서 바이러스에 의해 파괴된 코의 점막세포들도 함께 바깥으로 내보내지게 되는데, 바로 이것이 콧물이다. 콧물은 우리 몸의 죽은 세포의 잔해를 내보내는 중요한 역할을 한다.

출처: 롯데정밀화학 공식블로그

감기 기전

기침 숨을 들이쉰 다음 성대를 닫고, 기관지가 수축해 가슴 압력을 높인 후 성대가 열리면서 기침해서 밖으로 제거

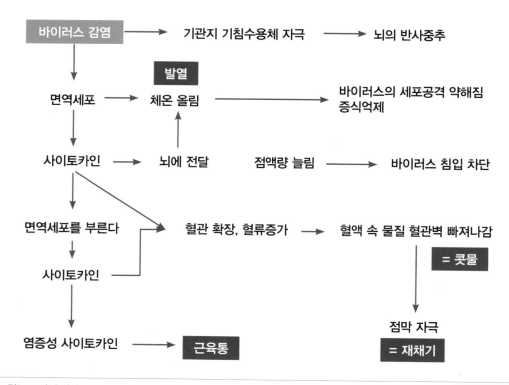

그림2-1. 감기 기전

기침

기침은 이물질, 바이러스 등이 기도에 들어오면 이를 밖으로 제거하기 위한 우리 몸의 자연스러운 현상이다. 이물질이 기도·식도·기관지에 있는 기침 수용체를 자극하면 뇌의 반사중추에 영향을 끼쳐 폐·기관지·성대 근육을 움직이게 만든다. 기침은 숨을 들이쉰 다음 성대를 닫고, 기관지가 수축해 가슴 압력을 높인 후 성대가 열리면서 나온다.

출처: 서울대학교 의과대학 국민건강지식센터

기침은 코 · 목 · 기관 · 폐의 공기가 지나는 길인 기도에 타액이나 가래 등 분비물이 고일 때나 흡입한 먼지 등 이물질을 밖으로 내보내려고 할 때 일어나는 중요한 반응이다. 무의식적으로 일어나는 생체 방어 반사이므로 스스로 멈추려고 해도 좀처럼 멈출 수 없는 것은 그 때문이다.

출처:티스토리 'Free life'

감기 바이러스 등에 기도가 감염되면 기도를 덮고 있는 상피세포에 염증이 생기고 파괴된다. 파괴된 상피세포가 재생이 되는 과정에서 기도는 예민해져 작은 자극(맵거나 뜨거운 국물, 바람 등)에도 기침이 날 수 있다.

출처: 서울대학교 의과대학 국민건강지식센터

한방에서 보는 감기

寒의 침범에 의해서 몸은 살기 위해서 싸우는데, 이것이 증상으로 나타납니다.

독감

독감은 인플루엔자 바이러스에 의한 급성 호흡기 질환입니다.

독감은 상부 호흡기계(코, 목)나 하부 호흡기계(폐)를 침범하며

갑작스러운 고열, 두통, 근육통, 전신 쇠약감과 같은 전반적인 신체 증상을 동반합니다.

한방에서 보는 독감

三陽의 合病

寒?

寒은 내 몸을 침범해 들어오는 모든 것을 말합니다.

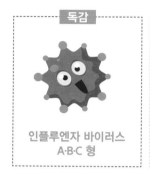

독감 바이러스

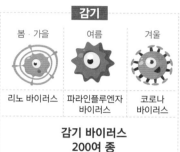

감기 바이러스

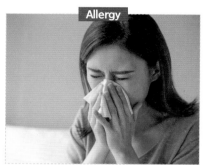

꽃가루 Allergy

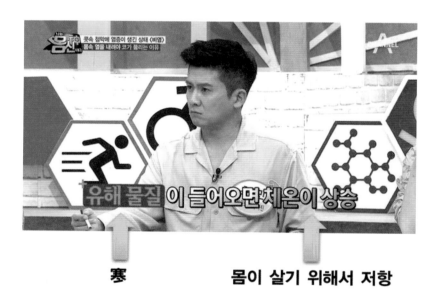

방송 화면 출처: 채널A '나는 몸신이다' 193회(18.09.18) 방송 캡처

그림2-2. 寒이란?

寒은 내 몸을 죽이기 위해 들어오는 것이기 때문에
몸은 이 寒에 대해 살기 위해서 저항합니다.

傷寒

寒의 목적: 우리 몸을 죽이기 위함

寒이 침범해서 우리 몸이 傷했다고 해서 傷寒이라고 합니다.

寒은 내 몸을 죽이기 위해서 들어온다.

➡ **우리 몸은 살기 위해서 노력한다.**

➡ **液을 表로 보내서 방어한다.**

寒의 성질은 수축, 수인하고, 기능을 위축시킨다.

➡ **表로 들어온다** ➡ **肺의 위축**

   방광경으로 들어온다 ➡ **방광기능의 위축**

표2-1. 傷寒이란?

寒은 表로 침범합니다.

우리 몸을 크게 둘로 나눈다면 表와 裏, 즉 안과 밖으로 나눌 수 있습니다. 그리고 陰陽으로도 나눌 수 있고, 虛實로도 나눌 수 있고, 寒熱로도 나눌 수 있습니다. 이렇게 어떤 기준을 정해놓고 둘로 나누는 것이 陰陽論적인 관점입니다. 이렇게 陰陽, 虛實, 表裏, 寒熱로 나누는 것을 八綱辨證이라고 합니다.

그렇다면 우리 몸에서 表는 어디일까요?

그것은 어디를 기준으로 하느냐에 따라 달라집니다. 겉과 속으로 나눈다면 五臟六腑(내부구조)가 있는 쪽이 裏, 바깥쪽(외부구조)이 表가 될 것이고 上焦, 中焦, 下焦로 본다면 上焦가 表, 中焦, 下焦가 裏가 됩니다. 식도부터 소화기관, 항문까지를 表로 보고 그 외를 裏로 볼 수도 있습니다. 그리고 외부구조를 보면 骨, 筋, 肌肉, 皮가 있는데 骨과 筋을 裏, 肌肉과 皮를 表로 볼 수도 있습니다. 이렇게 보는 관점에 따라 表와 裏가 달라질 수 있습니다.

기준에 따라 表와 裏가 달라진다.

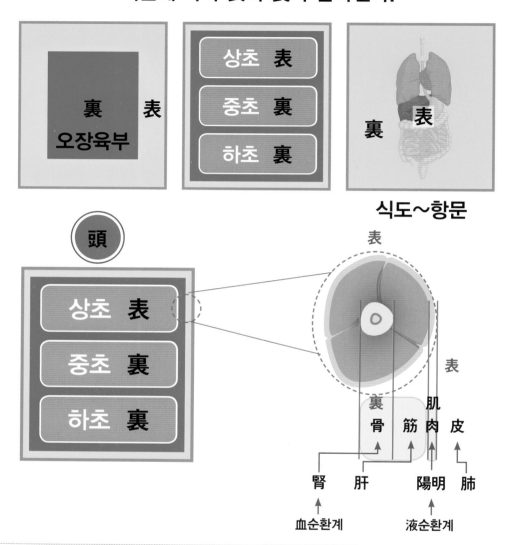

그림2-3. 근육의 단면

외부구조에서 骨, 筋, 肌肉, 皮를 表裏로 나눌 수도 있지만 衛分, 氣分, 營分, 血分으로 나눌 수도 있습니다. 이렇게 나누는 것을 衛氣營血辨證이라고 합니다.

寒이 表로 들어오려고 하면 우리 몸은 살기 위해서 寒이 들어오는 것을 막아야 합니다. 우리 몸은 어떤 방식으로 寒이 들어오는 것을 막을까요? 寒의 침범을 막는 것은 液입니다. 이것을 현대의학에서는 면역력이라고 합니다. 한방에서는 液을 보내서 寒의 침범을 막는다고 합니다(液이 왜 汗이 되는지는 뒤에 나옵니다).

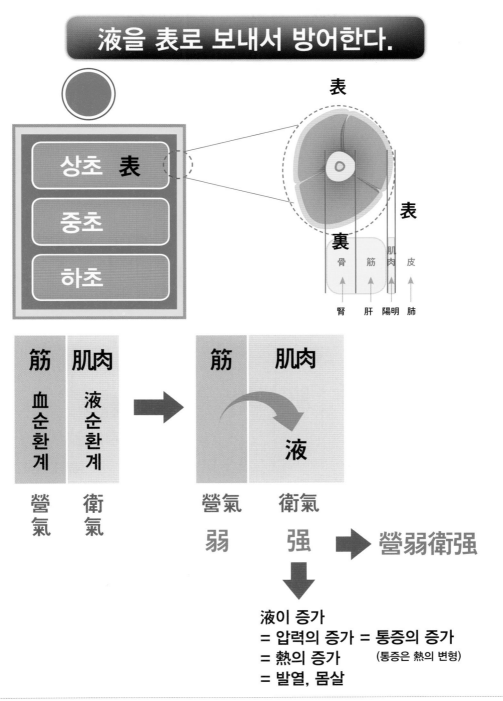

그림2-4. 液을 表로 보내서 방어한다.

寒이 침범할 때 表로 들어오므로 液을 表로 보내서 방어하는데, 表를 기준에 따라 여러 가지로 정의할 수 있다고 했습니다.

上焦, 中焦, 下焦에서 上焦는 表이고 심장과 肺가 있습니다. 그래서 寒이 침범하면 肺가 寒에 의해서 타격을 받게 되고 막아내기 위해서 液이 쏠리게 되어 증상이 나타나게 됩니다.

衛氣營血辨證

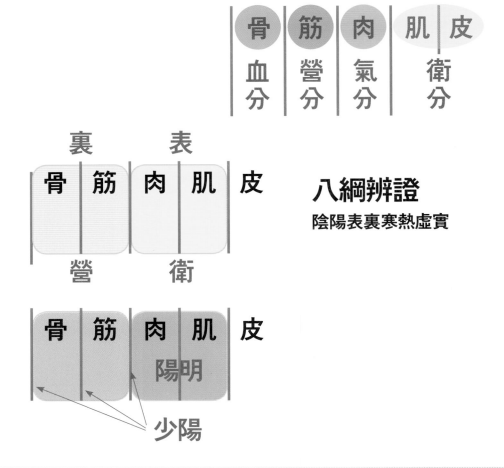

八綱辨證
陰陽表裏寒熱虛實

그림2-5. 辨證

그리고 내부구조와 외부구조로 나눈다면 외부구조에서도 寒의 침범으로 증상이 나타나는데, 외부구조 중에서도 表에 속하는 肌肉과 皮에서 증상이 나타나게 됩니다.

우선 肌肉과 皮에서 나타나는 것을 먼저 살펴보도록 하겠습니다.

寒이 침범하면 液으로 막아낸다고 앞에서 말을 했었습니다. 寒이 외부로부터 우리 몸을 침범해서 들어오므로 우리 몸의 가장 바깥쪽인 皮와 肌肉으로 液이 몰리게 됩니다. 한방적으로 液이라는 것은 여러 가지가 있지만 여기서는 면역력이라고 보면 됩니다. 어쨌든 면역력을 높여서 寒을 막아내는데, 液이 肌肉으로 쏠리게 되면 肌肉에 液이 빵빵하게 찬다는 것입니다.

液이 빵빵하게 차면 압력이 높아지게 된다는 말입니다. 압력이 높아지는 것을 한방적으로는 熱이라고 합니다. 이 熱은 실제로 熱이 나기도 하고, 가려움으로 되기도 하고, 발적으로 나타나기도 하고, 통증으로 나타나기도 합니다.

이렇게 肌肉에 液이 쏠리게 되면 몸에서 熱이 나고 몸살과 같은 신체통이 발생하게 되는 것입니다.

그런데 肌肉으로 공급된 液은 어디에서 온 것일까요? 바로 혈액으로부터 공급된 것입니다. 한방은 현대의학과는 다른 관점을 가지고 있습니다. 腎은 精, 肝은 血, 肌肉은 液을 주관한다고 보고 있습니다. 精, 血, 液은 모두 液의 형태로 흘러가므로 사실은 精液, 血液, 津液인 것입니다.

肌肉에 공급된 液은 血液으로부터 오게 되는데, 骨과 筋은 營이고 肌肉과 皮는 衛입니다. 血은 肝에 속하게 되므로 營에 속하고, 液은 肌肉에 속하므로 衛에 속하게 되고 그리하여 血에서 肌肉으로 液이 공급이 되면 營에서 衛로 液이 공급이 된 것입니다.

그렇게 되면 공급을 해준 營은 약해지게 되고 공급을 받은 衛는 강해지게 됩니다. 이것을 營氣는 약해지고, 衛氣는 강해졌다고 해서 營弱衛强이라고 하는 것입니다.

營弱衛强이 되면 肌肉으로 液이 쏠리게 되어 熱이 나고 몸살 증상이 나타나게 됩니다. 營弱衛强을 조문으로 살펴보면 다음과 같습니다.

營弱衛強

指太陽中風自汗出的病機 義同 營衛不和.

太陽中風은 自汗出이 일어나는 상태로 營衛不和와 같은 뜻이다.

風寒襲表, 衛氣浮盛于外, 與邪相爭, 謂之衛强

風邪와 寒邪가 表를 침범해서 衛氣가 바깥으로 몰리게 되어서 邪氣와 싸우게
되는 것을 衛强이라고 한다.

衛外不固, 營陰不能内守, 汗液外泄, 謂之營弱.

衛外가 견고하지 못하고, 營氣가 안을 지켜내지 못해서 땀이 밖으로 빠져나가게
되는 것을 營弱이라고 한다.
땀구멍이 약한 것은 衛氣가 약하고 邪氣가 강한 것이다.

證見發熱汗出. 治宜袪風解肌, 調和營衛. 酌用桂枝湯

發熱과 땀이 나는 증상이 나타난다. 치료하기 위해서는 마땅히 肌를 풀고,
風을 제거해야 한다.
營氣와 衛氣를 조화시켜야 한다. 계지탕을 사용한다.

표2-2. 營弱衛强 조문

3. 계지탕

작약감초탕

+ 계지, 생강, 대추

황기건중탕 ← + 교이 ← 계지가황기탕 ← + 황기 ← **계지탕** → + 용골, 모려 → 계지가용골모려탕

+ 사물탕

쌍화탕

계지 + 작약 + 생강 + 대추 + 감초

+ 작약(계지탕에 이미 작약이 들어있으므로 작약량이 2배)

계지가작약탕 → + 당귀 → 당귀건중탕

+ 교이

소건중탕

계지탕

治風寒在表, 脈浮弱, 自汗出, 頭痛,

風寒이 表에 있고, 脈이 浮하면서 약하고, 땀이 나고, 두통이 있고

發熱, 惡風惡寒, 鼻鳴, 乾嘔等症.

열이 나고, 바람을 싫어하고, 오한이 있고, 코를 골거나 코맹맹이 소리를 하고, 메슥거리는 증상 등을 치료한다.

雜病自汗, 盜汗, 虛瘧, 虛利最宜.

잡병이 있고, 땀이 나고, 잘 때 땀이 나고, 虛해서 생긴 학질이나, 몸이 虛한 것을 개선해 주는 가장 좋은 약이다.

若脈浮緊, 汗不出者, 禁用.

만약 脈이 浮緊하거나 땀이 나지 않으면 사용하지 않는다.

酒客病風寒, 而汗自出, 亦不可與之.

술꾼이 風寒의 병을 앓아서 땀이 나는 경우에는 사용할 수 없다.

桂枝三兩 芍藥三兩 生薑三兩 甘草炙二兩 大棗十二枚

계지 3냥, 작약 3냥, 생강 3냥, 감초 구운 것 2냥, 대추 12개

右五味, 以水七升, 煮取三升, 服一升,

이상의 5가지 약물들을 물 7되로 달여서 3되가 되면 1되씩 마시고

覆令微汗, 不可令如水流漓, 病必不除.

이불을 살짝 덮어 땀을 약간 내는데 땀이 줄줄 흐르게 해서는 안 되고, 땀이 줄줄 흐르면 병이 낫지 않는다.

若服一升, 汗出病痊, 不必盡劑.

약 1되를 먹고 땀이 나면서 병이 나았다면 나머지 약을 다 먹을 필요는 없다.

服已, 更歠 稀粥一盞, 以助藥力.

약을 먹고서는 묽은 죽 한 잔을 마셔서 약의 기운을 돕는다.

표3-1. 계지탕 조문

그리고 柯韻伯이라는 사람이 계지탕에 대해서 한 말을 살펴보겠습니다.

계지는 따뜻해서 寒을 없애고 매운 성질 때문에 外邪를 밖으로 몰아낼 수 있다고 했습니다. 그리고 작약은 시고 찬 성질로 陰을 더해주고 血을 수렴하게 해서 營氣를 채워주어 땀을 그치게 한다고 했습니다.

柯韻伯 曰: 此方爲仲景群方之冠
가운백이 말하기를 계지탕은 장중경의 처방중에서 으뜸 방이다.

乃滋陰和陽, 解肌發汗, 調和營衛之第一方也.
陰을 채우고, 陽을 和해주며, 肌를 풀어서 땀을 나게 하여,
營氣와 衛氣를 조화롭게 해주는 처방 중 제1의 처방이다.

凡中風, 傷寒, 雜病, 脈浮弱, 汗自出而表不解者,
중풍이나 傷寒 그리고 잡병에도 脈이 浮弱하고, 땀이 저절로
나면서 表가 풀어지지 않으면(發熱, 몸살),

或得而主之, 其他但見一二症卽是, 不必悉具矣.
계지탕으로 치료를 하고, 기타 한두 증상이 있고 모든 증상이 다 갖춰지지 않아도 쓸 수 있다.

桂枝赤色通心, 溫能散寒, 甘能益氣生血, 辛能發散外邪,
桂枝는 적색이어서 心을 통하게 하고, 따뜻해서 寒을 없애고 단맛으로 氣를 올려주고
血을 만들게 하며 性이 매워서 外邪를 발산할 수 있다.

內輔君主發陽氣而爲汗, 故麻, 葛, 靑龍, 凡發汗劑或用之
안으로는 心을 도와 陽氣가 생성되게 하여 땀이 나게 하며,
마황탕이나 갈근탕, 소청룡탕 등의 발한제에는 계지의 양을 줄여서 사용한다.

惟桂枝湯可不用麻黃, 而麻黃湯不可無桂枝也. 桂枝義盡.
계지탕에는 마황을 사용하지 않으며 마황탕 중에는 계지를 써야만 한다.

本方皆辛甘發散, 惟芍藥之酸寒, 益陰斂血, 內和營氣, 故能止汗.
계지탕은 달고 매운 성질로 발산을 시키지만 작약은 시고 찬 성질로 陰을 더해주고
血을 수렴하게 해서 내부의 營氣를 和해주기 때문에 땀을 그치게 할 수 있다.
(작약이 血을 수렴하고, 營氣를 돋워 衛氣를 강하게 하여 땀을 그치게 한다)

先輩言無汗不得用桂枝者, 正以中有芍藥, 能止汗也.
땀이 안 나는 사람에게 계지탕을 못 쓰는 것은 작약의 땀을 그치게 하는 작용 때문이다.

芍藥之功, 在于止煩, 煩止汗亦止,

작약의 효과는 煩을 그치게 하는 것이고, 煩을 그치게 하면서 땀도 그치게 한다.

표3-2. 계지탕 조문

계지탕에서 계지는 發汗을 하고 작약은 止汗을 하며, 생강은 계지를 도와서 解肌하고 대추는 작약을 도와서 和裏하는데 계지와 작약은 도움을 주고받으며 생강과 대추는 서로 힘을 주어서 陽과 陰, 表와 裏를 서로 조화롭게 해주는 것이라고 설명하고 있습니다.

故反煩, 更煩與心悸而煩者或賴之.

그래서 가슴이 답답하고 가슴이 두근거리는 사람에게 유용할 수 있다.

若倍加芍藥, 卽建中之劑, 而非復發汗之劑矣.

계지탕에 작약을 2배로 넣으면 建中의 약이 되는데, 이것은 더 이상 발한제가 아니다.

發芍藥妙義, 無人能到.

작약의 이런 오묘한 의미를 파악한 사람이 없다.

是劑也, 用桂枝發汗, 芍藥止汗, 生薑之辛佐桂枝以解肌,

계지탕에서 계지는 發汗하고, 작약은 止汗하며, 생강은 계지를 도와 解肌하고,

大棗之甘佐芍藥以和裏 ; 桂, 芍之相須, 薑, 棗之相得,

대추는 작약을 도와 和裏한다. 계지와 작약은 도움을 주고받으며,
생강과 대추는 서로 힘을 주어

陽表陰裏, 併行不悖, 是剛柔相濟以爲和也 ;

陽인 表와 陰인 裏를 같이 和하게 한다.

甘草甘平, 有安內攘外之能,

감초는 달고 평이한 성질이 있으므로,
속을 편안하게 하여 營을 키워 능히 外邪를 물리칠 수 있고

用以調和氣血者, 卽以調和表裏, 且以調和諸脈矣.

氣血을 조화롭게 만들어 表裏를 조화롭게 해주고, 모든 脈을 조화시킨다.

而精義又在歠 稀熱粥以助藥力, 盖穀氣內充, 則邪不復入,

묽은 죽을 뜨겁게 먹는 것은 약의 힘을 돕기 위함이며 곡기를 내부에 충분하게 해서
邪氣가 들어오지 못하게 한다.

以歠 粥以繼藥之後, 則余邪不復留, 復方之妙用又如此.

약을 먹은 후에 묽은 죽을 먹는 것은 邪氣를 제거하고, 더 이상 머물지 못하게 하기 위함이다.

要知此方專治表虛, 能解肌以發營中之汗,

계지탕은 表虛를 치료하는 것으로 解肌해서 營中의 땀을 발산하게 하고,

而不徒開皮毛之竅, 以出衛分之邪,

땀구멍을 조절해서 衛分의 邪氣를 나가게 한다.

故汗不出者是麻黃症, 脈浮緊者是麻黃脈, 卽不得與桂枝湯矣.

그래서 땀이 나지 않는 사람은 마황탕증이고, 脈이 浮緊한 것도 마황의 脈이다.
그래서 이런 사람에게는 계지탕을 쓰지 않는다.

此明不用憩止之故. 然初起無汗, 當用麻黃發汗, 如汗解後復煩,

초기에 無汗이면 당연히 마황탕으로 發汗하여 땀이 나고 풀린 후에 다시 煩하고

卽脈浮數者, 不得更與麻黃而用桂枝.

脈이 浮數하면 다시 마황탕을 주지 말고 계지탕을 줘야 한다.

如下後脈仍浮, 氣上沖與下利止, 而身痛不休者,

설사를 한 후에 脈이 浮하고 氣가 위로 상충하고, 설사는 멎고, 몸이 아픈 사람은

皆用此解外, 何故?

모두 밖을 푸는 약을 쓰는데, 이것은 무슨 까닭일까?

盖此時表雖不解, 腠理已疎, 邪不在皮毛而在肌肉,

이것은 表가 풀리지 않아 보이지만 실제로는 풀려서 邪氣가 皮毛에 있지 않고,
肌肉에 있기 때문이다.

故脈證雖同麻黃, 而主治當屬桂枝也. 此明必用桂枝之故.

脈證은 마황탕과 같으나 치료는 계지탕으로 한다. 이것이 계지탕을 쓰는 이유이다.

租工妄謂桂枝湯專治中風, 不治傷寒, 使人疑而不用.

계지탕이 중풍을 전문적으로 치료하고, 傷寒을 치료하지 못한다고 함부로 말해서
사람들이 효과를 의심해서 쓰지 않는다.

不知此湯以治自汗, 盜汗, 虛虐, 虛痢, 隨手而愈.

계지탕이 自汗, 盜汗, 虛虐, 虛痢에 손이 가는 대로 써도 낫게 한다는 것을 알지 못한다.

因知仲景方可通治百病, 候人遇一症,

장중경의 처방을 알아야 만병을 치료할 수 있기 때문에, 사람들이 한 가지 병에 걸리면

便集百方以眩人, 使人無下手處, 豈不陋哉!

사람들이 현혹되도록 처방을 모아 손을 쓸 수 없게 하니 어찌 더럽지 아니한가!

표3-3. 계지탕 조문

계지탕은 傷寒論 즉 古方에서 굉장히 중요한 방제다. 계지탕은 감기에 관한 약이기도 하면서 虛를 채워주는 약이기도 할 만큼 아주 다양하게 약제를 가감하여 수많은 방제들이 계지탕에서 파생되어 나왔습니다.

계지탕에 작약을 더 추가로 넣으면 建中劑가 된다고 했는데, 어린아이가 허약하고 잘 때 이불에 소변을 누면 쓰던 키디정 즉 소건중탕이 계지탕으로부터 파생된 처방인 것입니다.

계지탕의 구성을 보면 계지, 작약, 생강, 대추, 감초로 되어 있습니다. 계지는 밖으로 나가려고 하고 작약은 안으로 수렴하려고 하는데, 계지의 힘과 작약의 힘은 같기 때문에 계지와 작약을 1:1로 쓰면 어느 한쪽으로 치우치지 않게 작용하게 됩니다.

이 계지탕에 약효가 바깥쪽으로 향하게 하는 황기를 넣으면 계지가황기탕이 되고 약효가 안쪽으로 향하게 하는 작약을 넣으면 계지가작약탕이 됩니다.

이로써 계지가황기탕은 외부구조에 작용하고 계지가작약탕은 내부구조에 작용하게 되는 것입니다. 이렇게 계지가황기탕이나 계지가작약탕이 되면 傷寒이나 傷風에 쓰지 않고 외부구조의 虛나 내부구조의 虛에 쓰게 됩니다. 외부구조의 虛는 黃汗之病를, 내부구조의 虛는 建中劑를 써서 치료하게 됩니다.

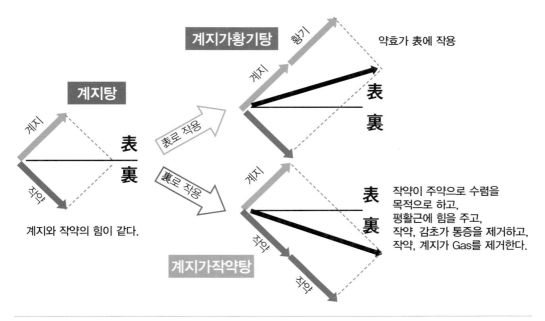

그림3-1. 계지탕의 작용

이에 대해서는 나중에 다시 살펴보기로 하고 지금은 太陽病에서의 계지탕을 살펴보기로 하겠습니다.

아까도 말했듯이 계지탕은 계지, 작약, 생강, 대추, 감초로 되어 있는데 생강, 대추, 감초는 약효가 너무 급하게 나지 않도록 조절해준다고 생각하면 제일 편합니다. 물론 생강은 따뜻하므로 寒을 몰아낼 수 있고, 감초는 약이 서로 충돌되지 않도록 조화시켜주는 역할을 합니다. 그렇지만 약효를 내는 큰 틀로 보면 생강, 대추, 감초 이 3가지가 한꺼번에 작용하면 약효가 너무 급작스러워 부작용이 생길 수 있습니다. 그렇기 때문에 약효가 너무 급하게 발효되지 않도록 조절해준다고 생각하며 넘어가면 될 것 같습니다.

그래서 계지탕에서는 계지와 작약이 중요합니다. 그런데 계지는 바깥으로, 작약은 안으로 작용하고 두 개의 힘이 같아서 어디로 치우치지 않는다고 말을 했습니다.

寒이 침범하면 몸에서 어떤 일이 벌어졌을까요?

앞에서 이야기했듯이 외부에서 寒이 침범하려고 하면 이 寒이 침범하는 것을 막기 위해 몸에서는 液을 肌肉으로 보내 寒의 침범을 막으려고 하는데, 이렇게 液이 肌肉으로 쏠리게 되면 營氣는 약해지고 衛氣는 강해지게 됩니다. 이것을 바로 營弱衛强이라 한다고 앞에서 설명했습니다. 營弱衛强이 되면 열이 나고 몸살이 생깁니다. 즉, 肌肉에 液이 가득 차서 열이 나고 몸살이 생기는 것입니다.

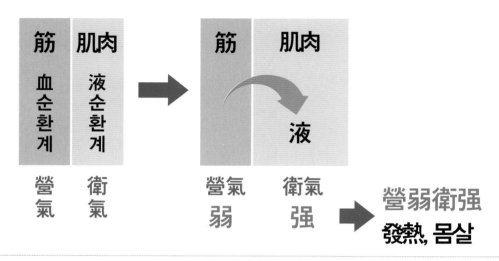

그림3-2. 營弱衛强

　그런데 계지탕은 自汗 즉 가만히 있어도 땀이 나는 사람에게 쓰는 것입니다. 계지는 따뜻해서 寒을 없애고 매운 성질 때문에 外邪를 밖으로 몰아낼 수 있다고 했고 작약은 시고 찬 성질로 陰을 더해주고 血을 수렴하게 해서 營氣를 채워주어 땀을 그치게 한다고 했습니다.

　風이 衛를 상하게 하면 營氣를 지킬 수 없게 되고, 그렇게 되면 營氣가 약해져 津液이 견고하지 못하게 되므로 땀구멍을 막지 못한다고 설명하고 있습니다.

風傷衛, 衛氣外滯不能內護於營, 營氣虛弱, 津液不固, 故有汗發熱而惡風.

風이 衛를 상하게 해서 衛氣가 밖에서 막혀 營氣를 안으로 지킬 수 없어 營氣가 약해지고 진액이 견고하지 못하게 되므로 땀이 나면서 발열이 생기고 오풍이 생기게 된다.

傷風 ➞ 衛가 상함 ➞ 營氣가 약해짐 ➞ 有汗, 發熱, 惡風
　　　　　　　　　　　　　津液不固

표3-4. 계지탕 傷風 조문 설명

그래서 땀이 있고 營弱衛强이 되어 發熱과 惡風이 생긴다고 합니다.

津液爲汗, 汗卽血也, 在營則爲血, 在衛則爲汗.

진액은 땀이 되고, 땀은 곧 血이니, 營에 있으면 血이고, 衛에 있으면 땀이 된다.
진액이 營에 있으면 血이 되고, 진액이 衛에 있으면 땀이 된다.

津液 ⟶ 汗 = 血

표3-5. 계지탕 液이 땀이 되는 조문

또 이 조문에서 肌肉에 쏠린 液이 땀이 되는 이유에 대해서 말하고 있습니다. 津液이 營에 있으면 血이고 衛에 있으면 汗이 되는 것입니다.

감기의 초기를 太陽病이라고 하는데 太=시작, 陽=저항이라고 생각하면 됩니다. 그래서 太陽病은 寒에 대해 저항을 시작하는 단계입니다. 寒이 침범하니까 살기 위해서 몸이 저항하기 시작했고, 이 저항이 증상으로 나타나는 것입니다.

太陽 = 陽(저항)의 시작
少陽 = 半表半裏(위치), 목, 往來寒熱, 休作有時
陽明 = 陽(저항)이 明(명확하게) 나타난다. = 高熱
太陰 = 陰(저항 못 함)의 시작

傷寒으로 저항해 肌肉으로 液이 쏠려서 營弱衛强의 상태가 되어 몸살과 열이 나고 있는데, 이때 땀구멍이 열렸느냐 닫혔느냐에 따라 몸 상태와 사용하는 약이 달라집니다.

肌肉에 液이 가득 차 있는데 땀구멍이 열려 땀이 나면 어떻게 될까요?

肌肉에 찼던 液이 땀구멍을 통해 빠져나가게 됩니다. 그렇게 되면 衛强의 상태가 풀어지게 되므로 열과 몸살이 나는 증상이 줄어들게 됩니다.

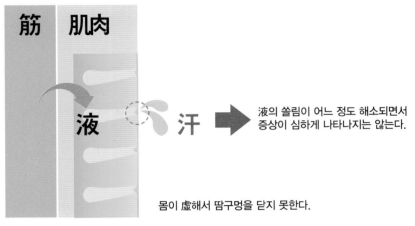

液의 쏠림이 어느 정도 해소되면서 증상이 심하게 나타나지는 않는다.

몸이 虛해서 땀구멍을 닫지 못한다.

營弱衛强이 심하지 않게 된다.

그림3-3. 營弱衛强

　계지탕은 계지와 감초를 같이 사용해서 밖으로는 風邪를 흩어서 表를 구하고 안으로는 肝木을 쳐서 脾를 방어합니다. 또 작약을 佐로 삼아 肝을 疎泄시켜서 脾胃를 견고하게 하고 생강, 대추를 使로 삼아 脾胃의 津液을 行하게 하여 營氣와 衛氣를 조화시킵니다.

계지탕

傷風 ➡ 衛가 상함 ➡ 땀구멍을 잡아주지 못함 ➡ 有汗, 發熱, 惡風
津液이 새어나감

肺氣가 虛해짐

肺氣를 잡으려면 母인 土를 補해줘야 한다.

계지, 감초로 風邪를 흩어서 表를 잡고, 脾胃를 살리고
작약으로 肝火를 잡아서 脾胃를 살리고,
생강, 대추로 脾胃의 진액을 흘러가게 해서 營衛를 조화시킨다.

그림3-4. 계지탕

是麻黃湯雖太陽發汗重劑,

마황탕이 비록 태양병에서 생기는 發汗의 重劑이지만

實散肺經火鬱之藥, 腠理不密, 則津液外泄, 而肺氣虛,
虛則補其母,

실제는 肺經의 火가 울체되어 있는 것을 흩어주는 약이니 땀구멍을 꽉 잡아주지
못하면 津液이 밖으로 새어 나가 버려서 肺氣가 虛해진다.
虛하면 母를 補해야 한다. (土를 잡아야 한다)

故用桂枝同甘草, 外散風邪以救表, 内伐肝木以防脾,

그래서 계지와 감초를 같이 사용해서 밖으로는 風邪를 흩어서
表를 구하고, 안으로는 肝木을 쳐서 脾를 방어하며

佐以芍藥泄木而固脾, 使以薑棗行脾之津液而和營衛,

작약을 佐藥으로 삼아 木을 泄하여 脾를 견고하게 하고, 생강, 대추를 使藥으로
하여서 脾의 진액을 행하게 하며, 營衛를 조화시킨다.(이것이 계지탕이다)

桂枝湯雖太陽解肌輕劑,

계지탕이 비록 태양의 解肌하는 輕劑이지만

實爲理脾救肺之藥也.

실제로는 脾를 다스리고 肺를 구한 약이다.

표3-6. 계지탕 조문

종합해보면 風이 衛를 상하게 하면 營氣를 지킬 수 없게 되고 그렇게 되면 營氣가 약해져
津液이 견고하지 못하게 되므로 땀구멍을 막지 못합니다. 그 때문에 땀이 있고 液이 衛로
쏠려 發熱, 惡風의 증상이 나타납니다.

그럴 때 계지와 감초를 사용하여 表를 풀어내고 작약으로 肝을 수렴시켜서(肝火를 줄여
서) 脾胃를 살리며 생강, 대추로 脾胃의 津液을 흘러가게 함으로써 營氣와 衛氣를 조화시
키는 것이 계지탕입니다.

어쨌든 땀을 내지 않아도 땀이 난다는 것은 液이 肌肉으로 쏠려 있고 땀구멍이 열려있다
는 것입니다. 땀구멍이 열려 있으려면 몸이 그만큼 虛해서 땀구멍을 닫지 못해야 합니다.

그리고 감기가 아니라도 몸이 虛하게 되면 液이 肌肉으로 쏠려서 營弱衛强의 상태가 나타날 수도 있습니다. 이걸 해소할 수 있는 가장 기본적인 약이 계지탕입니다. 그래서 고방에서 虛를 채워주는 가장 기본적인 처방이 계지탕이 되는 것입니다.

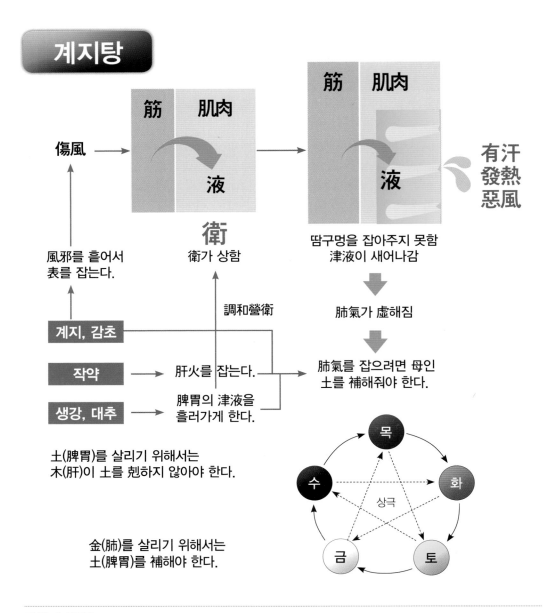

그림3-5. 계지탕

4. 마황탕

대청룡탕 ←── +생강, 대추 ── 미행감석탕 ←── +석고 ── 마황탕

+계지   − 계지

**마황, 행인,
계지, 감초**

행인: 폐에서 뭉쳐있는 것을
풀어서 통하게 한다.

월비가출탕 ←── +창출 ── 월비탕 ←── − 계지 +석고, 생강, 대추 ── − 행인 ── +갈근, 작약, 생강, 대추 ──→ 갈근탕

+작약, 반하, 세신, 건강, 오미자   +천궁, 신이

소청룡탕   갈근탕가천궁신이

여기까지 太陽病에서 땀구멍이 열려 있는 상황에 쓰는 계지탕에 대해서 알아보았습니다. 지금부터는 땀구멍이 닫혀 있는 상황에 대해서 어떤 약을 쓰는지 알아보도록 하겠습니다.

寒이 침범하고 우리 몸은 寒에 저항하기 위해 液을 肌肉으로 쏠리게 해서 저항을 하고 있으니까 營弱衛强의 상태가 되었습니다. 그에 따라 온몸이 쑤시고 아프고 어깨가 뭉치면서 아프고 열도 나는 발열, 몸살의 증상이 나타났습니다.

液이 쏠려서 빵빵해진 만큼 열도 나고 신체통도 증가하게 됩니다. 앞에서 液의 증가는 압력의 증가이며 압력의 증가는 熱이자 통증이라고 이야기했었습니다. 즉 液이 쏠려서 압력이 증가한 정도에 비례하여 熱과 통증이 더 커지게 되는 것입니다.

우리 몸에서 땀구멍 즉 腠理는 몸에서 液을 조절하는 역할을 하고 있습니다. 계지탕에서는 땀구멍을 닫는 힘이 부족해서 땀구멍이 열려 땀이 났지만 건강한 사람이라면 땀구멍을 통해서 寒邪가 들어오는 것을 차단하기 위해 땀구멍을 막아놓아 肌肉에 쏠린 液도 빠져나갈 수 없게 됩니다. 液이 갇혀있는 상태에서 血液으로부터 계속적으로 液의 쏠림이 있게 되면 몸살과 발열의 증상은 더 심해지게 됩니다.

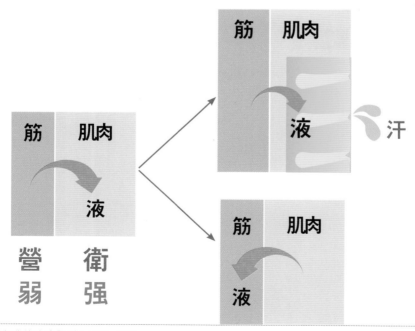

그림4-1. 肌肉에 쏠린 液을 해소시키는 방법

이렇게 肌肉에 쏠린 液을 해소시키는 방법은 뭐가 있을까요?

두 가지 방법을 생각해 볼 수 있는데, 첫 번째는 腠理 즉 땀구멍을 통해서 밖으로 보내버리는 것이고 두 번째는 肌肉의 液을 다시 血液으로 돌려보내는 것입니다.

肌肉에 있는 液을 血液으로 다시 돌려보내는 것보다는 땀구멍을 통해서 빼버리는 것이 훨씬 효율적입니다. 물이 빵빵하게 차 있는 풍선을 바늘로 살짝 찔러주면 풍선이 터지며 순식간에 물이 밖으로 쏟아져 나옵니다. 즉 훨씬 더 빨리 증상을 없앨 수 있습니다. 이처럼 우리 몸에 바늘을 찔러서 液을 밖으로 빼내는 약이 바로 마황입니다.

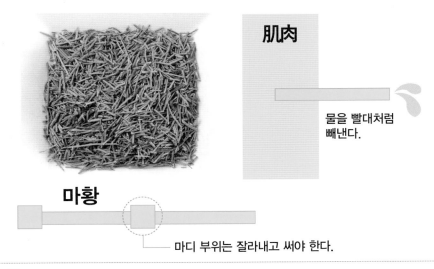

그림4-2. 마황

마황의 생긴 모양을 보면 빨대 모양으로 길쭉하게 생겨있는데 중간 중간에 마디가 있습니다. 약으로 쓸 때는 중간의 마디는 잘라내고 써야 합니다.

마황은 생긴 모양대로 우리 몸에서 液를 뽑아서 몸 밖으로 빼내는 빨대라고 생각하면 좋습니다. 조문에도 보면 發汗을 할 수 있고 解肌할 수 있으며 모공과 몸의 구멍을 열어줄 수 있다고 했습니다. 九竅라는 것은 몸에 있는 9개의 구멍인데 귀 2개, 눈 2개, 콧구멍 2개, 입 그리고 前陰(생식기), 後陰(항문)을 말합니다.

땀구멍을 열어서 땀을 나가게 해서 肌肉을 풀어주는 약이 마황입니다. 이런 작용을 宣肺작용이라고 합니다.

液이 營에 있으면 血이고 衛에 있으면 땀이 된다고 했는데, 그 말은 津液이 營에 있으면 血液이고 肌肉으로 오면 땀이 된다는 말입니다.

寒이 침범해서 營을 상하게 하면 血液이 상하게 되고, 衛氣가 막히니까 땀구멍은 막히게 됩니다. 衛氣가 막혔다는 것은 肌肉에 液이 쏠려 있다는 것이니까 發熱, 惡寒이 나타나고, 땀구멍이 막혔으니까 쏠린 液이 빠져나가지 못하므로 無汗 즉 땀이 없게 됩니다.

이렇게 되면 發熱, 惡寒, 몸살의 증상이 有汗일 때보다 훨씬 심하게 됩니다.

麻黃

能發汗解肌, 去營中寒邪, 衛中風熱. 調血脈, 通九竅, 開毛孔

發汗할 수 있고, 解肌할 수 있으며, 營中의 寒邪와 衛中의 風熱을 제거할 수 있다.
血脈을 고르게 하고, 九竅을 통하게 하며, 모공을 열어준다.

津液爲汗, 汗卽血也, 在營則爲血, 在衛則爲汗.

진액은 땀이 되고, 땀은 곧 血이니, 營에 있으면 血이고, 衛에 있으면 땀이 된다.
진액이 營에 있으면 血이 되고, 진액이 衛에 있으면 땀이 된다.

津液 ⟶ 汗 = 血

寒傷營, 營血內澁, 不能外通於衛, 衛氣閉固, 津液不行, 故無汗, 發熱, 而惡寒.

寒이 營을 상하게 해서 營血이 안에서 원활하지 못하게 되면 밖으로 衛에 통할 수 없어 衛氣가 막혀서 진액이 흘러가지 못하게 되므로 땀은 나지 않고 발열하면서 오한이 생기게 된다.

傷寒 ⟶ 營이 상함 ⟶ 衛氣가 막힘 ⟶ 無汗, 發熱, 惡寒
　　　　　　　　　　　　　津液不行

風傷衛, 衛氣外滯不能內護於營, 營氣虛弱, 津液不固, 故有汗發熱而惡風.

風이 衛를 상하게 해서 衛氣가 밖에서 막혀 營氣를 안으로 지킬 수 없어 營氣가 약해지고 진액이 견고하지 못하게 되므로 땀이 나면서 발열이 생기고 오풍이 생기게 된다.

傷風 ⟶ 衛가 상함 ⟶ 營氣가 약해짐 ⟶ 有汗, 發熱, 惡風
　　　　　　　　　　　　　津液不固

風寒皆由皮毛而入, 皮毛, 肺之合也, 蓋皮毛外閉則邪熱內攻,

그런데 風寒은 모두 피모로 들어오는데, 피모는 肺의 合이다.
대개 皮毛가 밖에서 막히면 邪熱이 안으로 공격하기 때문에

故用麻黃, 甘草同桂枝, 引出營分之邪達之肌表,
佐以杏仁泄肺而和氣,

마황, 감초와 계지를 같이 사용해서 營分의 邪氣를 끌어내어 肌表로 보내고
행인(肺氣를 통하게 한다)을 佐藥으로 하여서 肺氣를 泄하고 和氣한다.(이것이 마황탕이다)

표4-1. 마황 조문

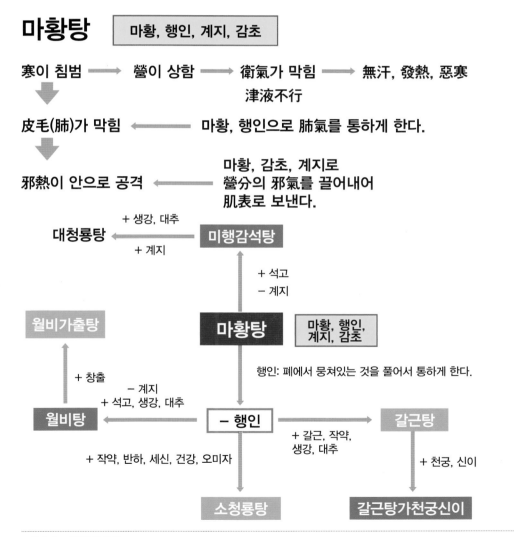

마황탕 마황, 행인, 계지, 감초

寒이 침범 ⟹ 營이 상함 ⟹ 衛氣가 막힘 ⟹ 無汗, 發熱, 惡寒
津液不行

皮毛(肺)가 막힘 ⟸ 마황, 행인으로 肺氣를 통하게 한다.

邪熱이 안으로 공격 ⟸ 마황, 감초, 계지로
營分의 邪氣를 끌어내어
肌表로 보낸다.

대청룡탕 ⟸ + 생강, 대추 ── 미행감석탕
+ 계지

+ 석고
- 계지

월비가출탕

마황탕 마황, 행인,
계지, 감초

행인: 폐에서 뭉쳐있는 것을 풀어서 통하게 한다.

+ 창출

- 계지
+ 석고, 생강, 대추

월비탕 ⟸ ── 행인 ──⟹ 갈근탕

+ 갈근, 작약,
생강, 대추

+ 작약, 반하, 세신, 건강, 오미자

+ 천궁, 신이

소청룡탕

갈근탕가천궁신이

그림4-3. 마황탕의 분류

이렇게 肌肉으로 液이 쏠려있으면서 땀구멍이 닫혀있는 상황 역시 營弱衛强의 상태입니다. 이때 마황, 감초, 계지를 사용해서 營分의 邪氣를 끌어내어 肌肉으로 보내고 행인으로 肺氣를 통하게 하여 울체되어 있는 肺氣를 흘러가게 하는 약이 바로 마황탕입니다.

麻黃이 宣肺를 시켜서 肺가 위축된 것을 풀고, 땀구멍이 닫혀있는 것을 열고, 뻗어나가게 하고, 계지가 뻗어나가게 하는 것을 도와주고, 행인이 울체되어 있는 것을 통하게 하면 肌肉에 정체된 液이 땀구멍으로 빠져나가게 되므로 肌肉에 차 있는 液의 압력이 줄어들게 되면서 열도 떨어지고 몸살 증상도 가라앉게 됩니다.

桂枝는 氣化작용과 宣發작용이 있으므로 콧물에도 쓸 수 있습니다. 콧물, 재채기에 관해서는 소청룡탕에서 다시 다루기 때문에 여기서는 일단 넘어가기로 하겠습니다.

마황탕 = 마황, 행인, 계지, 감초
마황, 행인으로 宣肺, 계지로 宣發
감초로 약효가 급격히 나타나는 것을 제어
肺主通調水道 肺는 물길을 통하게 하고, 조절한다.

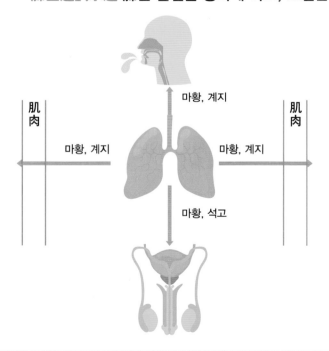

그림4-4. 마황탕

이 마황탕은 여러 가지 본초들이 들어가고 빠지면서 다양한 방제들로 바뀌게 됩니다. 마황탕에서 행인을 빼고 갈근, 작약, 생강, 대추를 넣으면 갈근탕이 되고 갈근탕에 천궁과 신이를 넣으면 갈근탕가천궁신이가 됩니다. 또 행인을 빼고 작약, 반하, 세신, 건강, 오미자를 넣으면 소청룡탕이 됩니다. 행인과 계지를 빼고 석고, 생강, 대추를 넣으면 월비탕이 되며 여기에 창출을 더 넣으면 월비가출탕이 됩니다. 마황탕에서 계지를 빼고 석고를 넣으면 마행감석탕이 되고 마황탕에 석고와 생강, 대추를 넣으면 대청룡탕이 됩니다. 물론 훨씬 더 많은 방제들이 나올 수 있지만 대표적인 것들만 몇 가지 살펴보면 이렇게 됩니다.

다른 약들은 모두 뒤에서 다룰 예정이므로 대청룡탕만 아주 가볍게 보고 지나가겠습니다. 대청룡탕은 마황탕에 마행감석탕을 합쳐놓은 걸로 생각하면 제일 편한데, 마황탕을 썼는데도 땀이 안 나는 사람에게 쓴다고 보면 됩니다.

마황, 계지, 석고의 조합이면 아주 강하게 發汗을 시킨다고 생각하면 됩니다. 잘 쓸 일은 없으니 이 정도만 알고 넘어가도 됩니다.

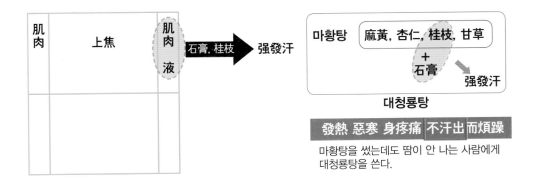

그림4-5. 대청룡탕

5. 갈근탕

갈근탕

갈근, 마황, 계지, 감초, 건강, 대추, 작약
<u>肉</u>　　<u>肌</u>　　皮의 물을 빼낸다.

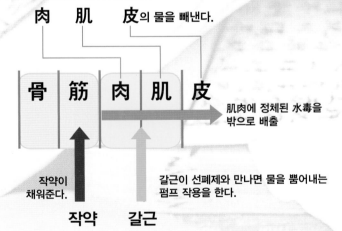

肌肉에 정체된 水毒을
밖으로 배출

작약이
채워준다.

갈근이 선폐제와 만나면 물을 뿜어내는
펌프 작용을 한다.

작약　　갈근

營弱衛强이면서 無汗이면 어떤 약을 써야 할까요?

쌍화탕이 아니라 갈근탕을 써야 합니다. 약국에 환자들이 와서 몸살기가 있으니 쌍화탕을 달라고 합니다. 쌍화탕은 계지탕에서 비롯된 약입니다. 계지탕에 황기를 넣으면 계지가황기탕이 되고 계지가황기탕에 교이를 넣으면 황기건중탕이 되며, 이 황기건중탕에 사물탕을 넣으면 쌍화탕이 됩니다. 계지탕은 太陽病에 쓸 수 있지만 쌍화탕은 太陽病에 쓰는 약이 아닙니다. 그렇기 때문에 열이 나고 몸살기가 있을 때 쌍화탕을 쓰는 것은 약을 잘못 쓰고 있는 것입니다. 여기서 쌍화탕을 설명하고 가기에는 너무 많은 시간이 걸리기 때문에 쌍화탕의 설명은 하지 않고 넘어가겠습니다.

갈근탕은 마황탕(마황, 행인, 계지, 감초)에서 행인을 빼고 갈근, 작약, 생강, 대추를 넣은 약입니다. 조문을 잠시 살펴보겠습니다.

갈근탕에서 제일 유명한 조문이 太陽病 項背强几几 無汗 惡風입니다. 太陽病으로 목덜미와 등이 뭉치듯이 아프고 땀은 없으며 惡寒이 있다는 말입니다.

葛根湯

상한론

太陽病 項背强 几几 無汗 惡風

새가 목을 쭉 빼고 날아가는 형상
새가 목을 쭉 빼고 날아가는 형상
鳥之短羽飛几几也象形
几는 새가 짧은 깃털로 几几하며 날아간다는 뜻이며,
상형문자이다.

太陽與 陽明合病者 必自下痢

태양병에 양명병이 같이 온 사람은 설사를 한다.

표5-1. 갈근탕 조문

几几는 상형문자로 새가 어깨를 움츠린 상태로 날아가는 모양을 말한다고 합니다. 감기

몸살이 오면 어깨가 뭉치면서 아픈데 그 모양을 말하는 것이라고 생각하면 됩니다. 땀구멍이 막혀있고 液이 쏠려서 나타난 증상이기 때문에 液의 쏠림을 풀어주면 이 증상도 줄어들 수 있습니다.

갈근탕은 갈근, 마황, 계지, 작약, 건강, 대추, 감초로 이루어진 방제입니다.

마황은 宣肺를 시키고 계지, 갈근은 宣發을 시킵니다. 이로써 肌처에 정체된 水毒을 배출하는 것입니다.

또한 갈근은 大腸에서 물을 肺로 끌어 올리는 이수제로 生津작용이 있습니다.

즉, 속에 있는 물을 뿜어서 밖으로 빼내는 약입니다. 이게 바로 갈근이 止瀉의 성약이 되는 이유입니다.

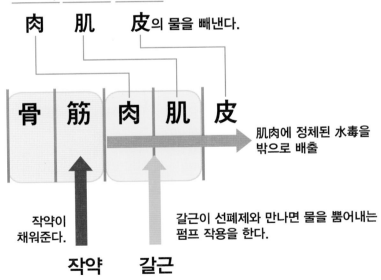

그림5-1. 갈근탕

원래 갈근은 위장의 기운 즉 津液을 위로 퍼트리는데 肌처은 위장에 해당합니다. 이것이 宣肺劑와 만나면 물을 뿜어내는 펌프작용을 합니다. 그냥 쓰면 위장에서 氣를 끌어올

립니다.

갈근으로 물을 뽑아버려 비워지고 나면 작약이 채웁니다.

또한 갈근탕을 먹게 되면 졸음이 오지 않습니다. 이것은 마황 때문입니다.

宣肺를 시키는 것은 肺를 넓혀서 기능을 회복시키기도 하지만 소모를 최대화시켜 肺를 활성화되도록 하기 때문에 몸이 虛한 사람은 잠이 오지 않을 수도 있습니다. 이를 통해 수험생이나 운전을 오래 하는 사람에게도 사용할 수가 있는 것입니다.

갈근탕은 水毒의 정체와 寒에 대한 저항에 쓰는 약입니다.

갈근탕의 복용은 따뜻한 환경에서 따뜻하게 먹어야 합니다. 용량은 1회 5g 이상 사용합니다. 감기, 수두, 어린이의 수족구, 젖몸살, 대상포진 등에 많이 사용됩니다.

금궤요략

太陽病 無汗而 小便反小 氣上衝胸 口噤不得語 欲作剛痓

입을 꽉 다물고 안 열어지는 것을 剛痓이라고 한다.

표5-2. 갈근탕 조문

太陽病 無汗而 小便反小 氣上衝胸 口噤不得語 欲作剛痓라는 조문이 있는데, 이 조문은 금궤요략에 있는 조문입니다.

剛痓라는 것은 입이 꽉 다물어져서 열리지 않는 것을 말합니다.

입은 대체로 陽明에 속합니다. 사실 입이 아니라 입 주위입니다. 입 주위의 근육이 뭉쳐서 통증이 날 때도 씁니다. 갈근은 陽明으로 들어가는 약입니다.

갈근탕은 太陽病에 쓴다면서 갈근은 陽明에 작용한다는 것은 헷갈릴 수가 있습니다. 太陽病은 太陽病, 少陽病, 陽明病으로 病의 단계를 말한 것이고 陽明은 부위를 말하는 것인데 肌肉이 陽明부위입니다.

즉, 갈근탕은 太陽病期에 쓰고 陽明부위에 작용하는 약입니다.

갈근탕은 상한론적인 관점에서 보면 물의 처리 위주로 생각하는 방제이고 금궤요략적인 관점에서 보면 痓(痓, 근육이 굳어있는 상태)를 풀어내는 방제입니다.

葛根

輕宣解肌升陽散火

가벼워서 소통시키고, 肌를 풀어주고, 升陽하며, 火를 흩어트린다.

入經: 入陽明經, 兼入脾經

陽明經으로 들어가고, 겸해서 脾經으로 들어간다.

功用: 能鼓胃氣上行, 生津止渴

胃氣를 북돋아서 上行하게 하고, 津液을 생성하게 하고, 갈증을 그치게 한다.

(風藥多燥, 葛根獨能止渴者, 以能升胃氣入肺而生津耳)

風藥은 대부분 燥한데, 갈근만이 홀로 갈증을 그치게 할 수 있는 것은 능히 胃氣를 올려서 肺로 들어가게 해서 津液을 만들기 때문이다.

開腠 發汗, 解肌退熱.(脾主肌肉)

腠理를 열어주고, 발한하며, 解肌하고, 熱을 물리친다. (脾는 肌肉을 주관한다)

療傷寒中風, 陽明頭痛

傷寒中風과 陽明頭痛을 치료한다.

仲景治太湯陽明合病, 桂枝湯加葛根 麻黃, 又有葛根黃芩黃連解肌湯,

장중경은 太陽陽明合病을 치료하였는데, 계지탕에 갈근, 마황을 가하거나 또는 갈근황금황련해기탕을 썼다.

是用以斷太陽入陽明之路, 非太陽藥也

이러한 처방을 사용함으로써 太陽에서 陽明으로 들어가는 경로를 차단한 것이지 이 처방이 太陽의 약은 아니다.

표5-3. 갈근 조문

6. 패독산

패독산

창출, 소엽, 천궁, 지각, 진피, 길경, 시호,
형개, 방풍, 독활, 강활, 복령, 전호, 갈근

➡️

지각, 길경: 胸鬱을 풀어준다.

소엽, 전호: 宣肺

형개, 방풍: 熱을 풀어준다.

강활, 방풍: 痛을 풀어준다.

갈근: 津液을 補한다.

창출, 진피: 위장의 濕과 氣를 풀어준다.

천궁: 血中液을 풀어준다.

감기에 대해서 거의 다 합해놓았다.

감기몸살에 쓸 수 있는 약이 계지탕과 갈근탕만 있는 것은 아닙니다. 약국에서 쓰는 약으로는 패독산이 있습니다.

계지탕과 갈근탕은 우리가 흔히 말하는 古方에 속하고, 패독산은 後世方에 속합니다.

중국 한의학의 발전을 살펴보면 상한론에서부터 후세방이 등장하는 금나라, 원나라에 올 때까지 1000년의 시간이 있습니다. 고방에서부터 후세방까지 많은 시간이 흐르면서 방제와 몸을 보는 관점이 바뀌었습니다.

傷寒論 이후에 金元시대에 이르러서야 금원사대가라고 해서 장자화, 유하간, 이동원, 장경악이라는 천재들이 등장합니다. 이 사람들은 傷寒에서 좀 부족하다고 생각되는 것, 말하자면 氣血의 不足(처방 내에서), 陰의 不足, 脾胃의 虛, 熱 등 傷寒에서 말하지 않는(말하지 않았다기보다 인식의 한계에 의한) 이런 류를 조합해서 사람을 해석하고, 처방을 구성하는 것입니다. 이런 류를 후세방이라 합니다. 고방, 후세방이 따로 있는 게 아니라 傷寒補完的이라는 것입니다. 물론 그들은 나름대로 공부한 사람들이라서 비록 과거에는 떨어졌지만 그들이라고 傷寒의 체계를 버린 건 아니라는 의미입니다. 그리고 그들이 열심히 만든 것이 패독산입니다.

후세방에서는 마황이 너무 강하다고 생각해서 마황 대신에 좀 더 순한 약을 써서 치료하려고 했습니다. 후세방에서는 마황이나 세신과 같이 宣肺시키는 약을 소엽이나 전호로 바꾸고, 계지와 같이 宣發시키는 약은 강활, 독활, 방풍으로 바꾸었습니다. 또 석고와 같이 肅降시키는 약은 복령이나 창출로 바꾸려고 했습니다.

太陽	古方	後世方
宣肺	마황, 세신	소엽, 전호
宣發	계지	강활, 독활, 방풍
肅降	석고	복령, 창출

표6-1. 고방과 후세방의 차이

패독산을 보면 소엽, 전호, 형개, 강활, 방풍, 갈근, 지각, 길경, 창출, 진피, 천궁으로 되어 있습니다. 소엽과 전호는 마황의 역할을 대신한다고 보면 되고 강활, 독활, 방풍은 계지의 역할을 대신한다고 보면 됩니다. 그리고 창출은 肅降작용을 한다고 보면 됩니다. 宣肺, 宣發, 肅降을 할 수 있는 약들이 들어가 있습니다. 물론 마황의 힘이 훨씬 더 강하지만 소엽, 전호, 강활, 독활, 방풍, 창출로도 液의 쏠림을 宣肺 + 宣發의 작용으로 밖으로 빼고 宣肺+肅降의 작용으로 아래로 내려서 液의 쏠림을 완화할 수 있습니다.

패독산

**창출, 소엽, 천궁, 지각, 진피, 길경, 시호,
형개, 방풍, 독활, 강활, 복령, 전호, 갈근**

➡
- **지각, 길경**: 胸鬱을 풀어준다.
- **소엽, 전호**: 宣肺
- **형개, 방풍**: 熱을 풀어준다.
- **강활, 방풍**: 痛을 풀어준다.
- **갈근**: 津液을 補한다.
- **창출, 진피**: 위장의 濕과 氣를 풀어준다.
- **천궁**: 血中液을 풀어준다.

감기에 대해서 거의 다 합해놓았다.

표6-2. 패독산

패독산을 다시 풀어서 분석해 보면 소엽, 전호가 宣肺, 형개, 방풍이 熱을 풀어주고, 강활, 방풍이 痛을 풀어줍니다. 강활과 독활은 利水劑로서 濕을 제거하는 역할을 합니다. 그런데 강활은 상대적으로 表 쪽에 작용하고 독활은 상대적으로 裏 쪽에 작용합니다.

그리고 방풍은 發表를 시켜주는 약입니다. 강활이나 독활이 방풍과 같이 쓰이게 되면 통증을 풀어주는 역할을 합니다. 형개도 發表시켜주는 약인데 형개와 방풍을 같이 쓰게 되면 熱을 풀어주는 기능을 합니다.

지각과 길경은 胸鬱을 풀어주고 갈근은 津液을 補해주는 역할을 합니다. 물론 이 갈근이 宣肺劑와 같이 만나면 펌프 역할을 해서 液을 밖으로 빼내는 기능도 해주게 됩니다.

그리고 창출과 진피는 위장의 濕과 氣를 풀어주고 천궁은 혈중의 液을 풀어주는 역할을 합니다.

宣肺시키고 宣發을 시켜서 液을 제거하는 약이 패독산입니다. 이렇게 본다면 갈근탕과 아주 유사하다는 것을 알 수 있습니다. 갈근탕도 마황으로 宣肺시키고 계지로 宣發을 시켜서 쏠린 液을 밖으로 내보내어 제거하는 약이고, 패독산도 역시 마찬가지로 宣肺, 宣發시키는 약을 써서 液을 내보내는 약입니다.

강활 = 利水劑로서 강활은 상대적인 表
독활 = 利水劑로서 독활은 상대적인 裏

本經傷風頭痛, 頭暈目眩
風은 濕을 이기므로 강활과 독활은 겸하여 濕을 없앨 수 있다.

本經傷風頭痛, 頭暈目眩.(宜與細辛同用)
신농본초경에서는 傷風으로 인한 두통, 두운, 목현을 치료한다.
(마땅히 세신과 함께 사용해야 한다)

宣搜風, 發表, 勝濕
風을 찾으며, 發表시키며, 濕을 이긴다.

散肌表八風之邪, 利周身百節之痛, 爲却亂反正之主藥.
肌表의 八風(8방위에서 불어오는 바람)의 邪를 흩으며, 온몸의 모든 관절의 통증을 다스려서 어지러움을 물리치고 바른 것으로 돌아오게 하는 主藥이다.

宣發表, 去風, 勝濕
發表하고, 風을 제거하며, 濕을 이긴다.

又行脾胃二經. 爲去風勝濕之要藥.
또한 脾胃의 두 경락에 가서 風을 없애고, 濕을 이기는 중요한 약이 된다.

凡風藥皆能勝濕 무릇 風藥은 모두 濕을 이길 수 있다.

형개
輕宣發表, 祛風, 理血
가벼워서 發表하고, 風을 제거하며, 血을 다스린다.

散風濕, 淸頭目, 利咽喉.
風濕을 흩으며, 머리와 눈을 맑게 하고, 인후를 잘 통하게 한다.

荊芥最能散血中之風. 형개는 血中의 風을 매우 잘 흩을 수 있다.

淸熱散瘀, 破結解毒.(結散熱淸, 則血涼 而毒解)
부스럼을 치료하고, 淸熱하고 瘀血을 풀어내고, 맺힌 것을 깨뜨리고, 해독한다.
(맺힌 것이 흩어지고 熱이 맑아지므로 血이 서늘해지면서 독이 풀어진다)

표6-3. 독활, 강활, 방풍, 형개 조문

 宣解表, 瀉下氣, 治風痰
解表시키고, 氣를 瀉下시키며, 風痰을 치료한다.

辛 - 以暢肺解風寒
매운맛으로 肺를 通暢시키고, 風寒을 푼다. ⟶ 解表

柴胡前胡均是風藥. 但柴胡性升, 前胡性降爲不同.
시호와 전호는 모두 風藥이다. 그러나 시호는 성질이 올라가고,
전호는 성질이 내려가는 것이 다르다.

삼소음, 風藥에 전호가 들어있다.

표6-4. 전호 조문

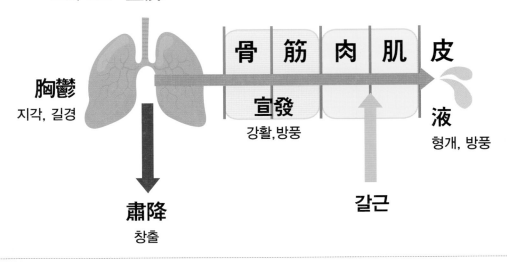

그림6-1. 패독산

위에 그림을 보면 좀 더 쉽게 이해가 될 것입니다. 宣肺라는 것은 肺를 넓힌다는 것인데 줄어들었던 肺가 넓혀져야 기능을 회복할 수 있고, 기능이 회복되어야 뻗어나가는 힘도 있게 됩니다. 肺가 위축되어 있으면 血液이든 液이든 뻗어갈 수 없게 됩니다. 그래서 宣肺를 시켜야 합니다.

그리고 宣發이라는 것은 뻗어가게 하는 것으로 갈근탕에서는 계지가 뻗어가게 했고, 패독산에서는 강활과 방풍이 뻗어가게 합니다. 이렇게 바깥으로 뻗어가야 肌肉에 정체되어 있는 液을 밖으로 빼낼 수 있습니다. 그리고 갈근이 소엽, 전호와 같은 宣肺劑와 합쳐져서 밖으로 빼내고 여기에 형개, 방풍이 發表시켜서 최종적으로 液을 밖으로 빼내는 것입니다. 이렇게 보면 앞에서도 말했듯이 갈근탕과 패독산이 아주 유사하다는 것을 알 수 있습니다.

패독산의 종류에는 여러 가지가 있습니다. 소아약증직결에서 나온 인삼패독산을 비롯해 형방패독산, 연교패독산 등 그 외에 여러 패독산이 있습니다. 이러한 패독산들을 살펴보면 형개, 방풍, 독활, 강활이 들어가 있습니다. 패독산類가 왜 감기몸살에 쓸 수 있는지만 알면 됩니다.

패독산

창출, 소엽, 천궁, 지각, 진피, 길경, 시호,
형개, 방풍, 독활, 강활, 복령, 전호, 갈근

인삼패독산

인삼, 시호, 전호, 강활, 독활, 지각, 길경, 천궁, 복령, 감초, 생강, 박하
治傷風溫疫風濕 頭目昏暗 四肢作痛
憎寒壯熱 項强晴疼 或惡寒咳嗽 鼻塞聲重

형방패독산

형개, 방풍, 강활, 독활, 시호, 전호, 복령, 생지황, 지골피, 차전자
인삼패독산에서 생강, 박하를 빼고 형개, 방풍을 넣은 것이다.

연교패독산

연교, 금은화, 형개, 방풍, 강활, 독활, 시호, 전호, 천궁, 지각, 길경, 복령, 박하, 생강, 감초

인삼패독산에서 인삼을 빼고, 형개, 방풍, 연교, 금은화를 넣은 처방

治癰疽初發寒熱甚似傷寒

편도선염 초기에 편도가 부으면서 감기 증상이 나타날 때

출처: 小兒藥證直訣

표6-5. 패독산의 종류

약국에 들어오는 패독산은 환도 있고 과립도 있고탕제도 있습니다.

쌍패탕이라는 약이 있는데, 이 쌍패탕은 쌍화탕과 패독산을 합쳐놓은 약입니다.

쌍화탕을 감기약이라고 오해하는 사람들이 있는데 사실 쌍화탕은 감기약이 아닙니다. 한의사의 인터뷰가 있어서 가져와 봤으니 이 기사를 읽어보면 쌍화탕이 감기약이라는 오해는 조금 풀릴 것입니다.

쌍화탕은 四物湯에 黃芪建中湯이 합쳐져 있는 방제입니다. 四物湯으로 活血을 시켜서 황기건중탕의 힘으로 외부구조의 筋에 血, 精을 공급해주는 약입니다.

요즘처럼 날씨가 서늘해지기 시작하면 온음료 매출이 껑충 뛰는데 특히 쌍화탕의 인기가 높다. 흔히 쌍화탕이라고 하면 약국이나 편의점에서 파는 갈색병에 든 쌍화탕을 떠올리지만 원래 중국 송나라 시절에 등장한 유래 깊은 처방법이다. 또 여기에 다른 한약을 섞어 만든 '쌍패탕'이나 '쌍금탕'을 증상에 따라 처방하기도 한다. 일반적으로 알려진 '쌍화탕=감기약' 공식도 사실과 조금 다르다. 쌍화는 감기약이라기보다는 면역력을 올려주는 보약류이며, 감기 개선엔 오히려 치료 약재를 첨가한 쌍패탕이나 쌍금탕이 효과적이다. 쌍화탕·쌍패탕·쌍금탕의 차이점은 무엇인지, 각각 어떤 효과를 나타내는지 송우섭 자생한방병원 원장의 도움말로 알아본다. 쌍화탕은 기(氣)와 혈(血)을 쌍(雙)으로 조화롭게 해준다는 의미를 가진다. 중국 송나라 태종 때 진사문 등이 명을 받아 지은 의서인 '태평혜민화제국방(太平惠民和劑局方)'에 처음 등장한다. 이후 여러 의서에서 허약하고 피로한 증세와 관련한 처방으로 언급됐으며 허준이 지은 '동의보감'의 잡병편 허로문에도 인용돼 있다. 송 원장은 "쌍화탕은 보통 백작약, 숙지황, 황기, 당귀, 천궁, 계피, 감초, 생강, 대추 등을 달여 만든다."며 "동의보감에 따르면 정신적·육체적으로 피로하고 氣血이 상하거나, 남녀 간 성관계를 가져 기력이 떨어지거나, 큰 병을 앓고 난 뒤 기운이

빠져서 저절로 땀이 흐르는 증상을 치료하는 데 사용했다."고 설명했다. 또 흰쥐를 대상으로 진행된 동물실험에서 항피로, 간기능 개선, 항염증 효과 등을 나타내기도 했다. 조선시대엔 왕이 침소에 들기 전 올렸던 약으로 기록돼 있기도 하다.

쌍화탕이 감기약으로 알려진 데에는 '작약'이 중요한 역할을 했다. 작약은 미나리아재비과 식물로 한국, 몽골 등 동아시아 지역에 분포해 있다. 꽃이 아름다워 중국 황실에서 원예용으로 재배됐고, 뿌리 부분은 한약재로서 진통·복통·월경통·무월경·토혈·빈혈·타박상 등에 사용됐다. 또 종류에 따라 백작약은 보혈약, 적작약은 열을 내리는 약으로 쓰인다. 또 근육에 에너지를 공급하고 면역력을 높여 감기 초기에 몸살 기운을 줄이는 데 효과적이다. 하지만 감기에 걸린 뒤 열이 심하게 오르고 통증과 오한이 심한 경우 오히려 해가 될 수 있다. 쌍화탕에 함유된 숙지황의 경우 영양분과 기름기가 많아 과다 복용 시 소화장애·설사·복창 등 부작용을 유발할 수 있다. 원래 숙지황은 지황으로 불리는 약용식물의 뿌리 부분을 말려 찐 것을 의미한다. 술에 담갔다가 쪄서 말리는 과정을 9번 되풀이(구증구포, 九蒸九曝)해 만든 게 구지황으로, 약효를 으뜸으로 친다. 이밖에 당귀와 천궁은 혈액순환을 원활하게 하며 혈을 충만하게 공급해준다. 계피는 말초순환장애를 개선하고 체표의 혈액순환을 증가시킨다. 감초는 항염증과 항알레르기효과를 나타내고 평활근을 이완시키며 간기능을 보호한다.

출처: 동아일보

四物湯은 숙지황, 당귀, 작약, 천궁으로 숙지황은 精의 전구체로서 精을 채워주는 역할을 하고 당귀는 血을 少腹에서 肝으로 끌고 갑니다. 작약은 肝을 수렴해서 血을 집어넣고 肝에서 血 속에 精을 넣어주며 천궁은 血과 液의 농도를 조절해줍니다.

이 과정이 왜 필요하냐 하면 우리는 精으로 살아가기 때문입니다. 血 속에 精을 싣고 다니다가 세포에 공급해주면 세포는 공급받은 精으로 살아가게 됩니다. 그런데 세포에 精을 공급해주고 나면 血 속에 精이 부족하게 되는데, 이때 우리 몸에서 만든 精을 血 속에 넣어줘야만 다시 血이 돌아다니면서 세포에 精을 공급할 수 있습니다.

四物湯이 바로 血 속에 精을 채워주는 역할을 해주는데 이렇게 血 속에 精을 채우는 과정을 活血이라고 합니다.

血 속에 精을 채우고 나면 이 血은 온몸에 공급하기 위해 少腹으로 돌아옵니다. 여기에 계지와 황기를 넣어주는데 계지와 황기는 둘 다 밖으로 뻗어가게 하는 약입니다. 그런데 이 계지와 황기가 四物湯과 같이 쓰면 무조건 밖으로 나가는 것이 아니라 肝係로 나가게 됩니

다. 肝係라는 것은 筋, 腱, 目, 爪를 말합니다. 그리하여 쌍화탕은 精을 외부구조의 筋, 腱, 目, 爪에 공급하게 됩니다.

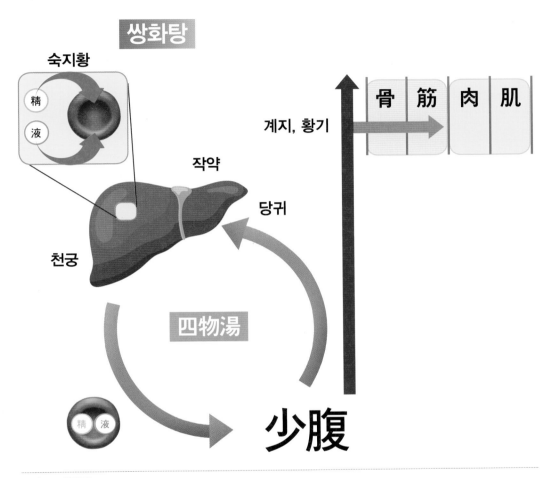

그림6-2. 쌍화탕

쌍패탕은 인삼패독산에서 인삼 대신에 쌍화탕이 들어간 약입니다. 패독산으로 寒의 침범으로 인한 液의 쏠림을 처리하는데, 이는 血液으로부터 肌肉에 공급한 液이었기에 이렇게 肌肉에 쏠린 液을 밖으로 내보내고 나면 血液쪽이 虛해지게 됩니다.

갈근탕에서 작약으로 虛한 것을 수렴시켜서 채웠듯이 작약 대신에 쌍화탕을 써서 채워주는 약이 바로 쌍패탕인 것입니다.

인삼패독산

인삼, 시호, 전호, 강활, 독활, 지각, 길경, 천궁, 복령, 감초, 생강, 박하

↓ − 인삼
  + 쌍화탕

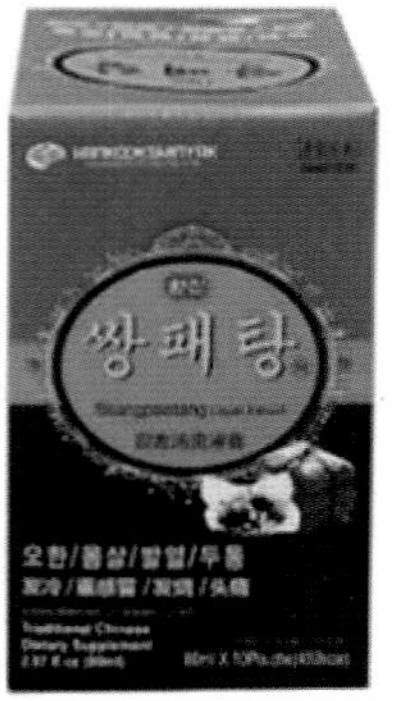

쌍패탕 출전 : 방약지침(소애 맹화섭의 처방)

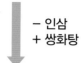

‖

쌍화탕 숙지황, 당귀, 작약, 천궁, 계지, 황기

+

패독산 강활, 독활, 방풍, 시호, 전호, 지각, 길경, 복령, 박하, 감초, 생강, 대추

시호와 전호는 모두 風藥이다.
그러나 시호는 성질이 올라가고,
전호는 성질이 내려가는 것이 다르다.

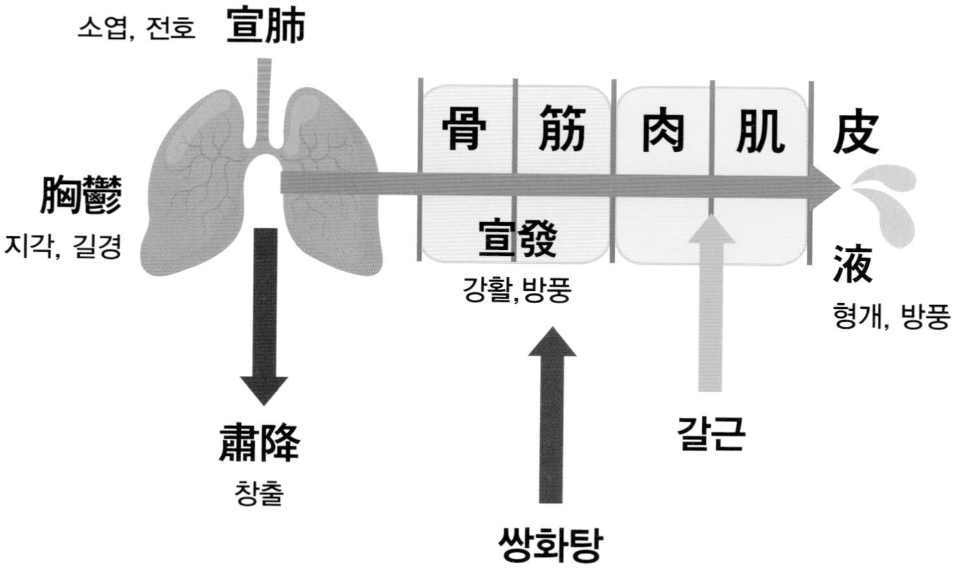

소엽, 전호 **宣肺**

胸鬱
지각, 길경

骨 筋 肉 肌 皮

宣發
강활,방풍

液
형개, 방풍

肅降
창출

갈근

쌍화탕

출처: 小兒藥證直訣 / 사진: 한국신약

그림6-3. 인삼패독산과 쌍패탕

7. 그 외 몸살약

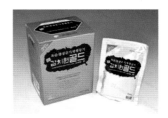
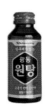
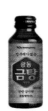
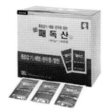
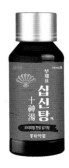
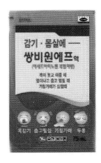
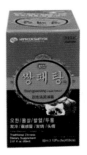

사진: 한국신약, 광동제약, 동화약품, 유한메디카

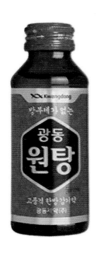

원탕

숙지황, 당귀, 작약, 천궁 ⎤ 쌍화탕
황기, 계지, 건강 ⎦
백지, 박하, 갈근(津液을 補한다): 외부 구조로
길경: 胸鬱을 풀어준다.
천궁: 血中液을 풀어준다.
현삼: 열을 꺼줌

骨　筋　肉　肌 →

승마, 갈근

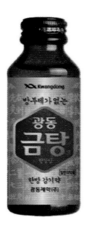

향갈탕

작약, 천궁: 四物湯
자소엽: 宣肺
창출, 진피: 위장의 濕과 氣를 풀어준다.
승마, 갈근: 끌어올린다.
향부자: 뻗어가게 한다.
白芷: 發表하고, 風을 제거하며, 濕을 흩뜨린다.
　　　맛이 매워서 風을 흩어지게 하고, 性은 따뜻해서 濕을 없앤다.
　　　방향성이 있어서 通竅하면서 表에 땀이 나게 한다.
건강, 감초

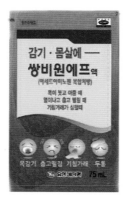

쌍비원 에프

마황, 계지: 宣肺, 宣發
갈근: Pumping 역할, 津液 補함
작약: 虛한 것을 채워줌
건강, 대추, 감초
아세트아미노펜 200mg

사진: 광동제약, 유한메디카

그림7-1. 원탕, 향갈탕, 쌍비원 에프

십신탕

治兩感風寒頭痛 寒熱無汗

風寒邪에 감촉되어 머리가 아프고 추웠다 열이 나며 땀이 나지 않는 것을 치료한다.

香附子 紫蘇葉 升麻 赤芍藥 麻黃 陳皮 川芎 乾葛 白芷 甘草 各 4g

判作一貼 入薑三片葱 白二莖 水煎服

향부자, 자소엽, 승마, 적작약, 마황, 陳皮, 천궁, 갈근, 백지, 감초 각각 4g. 위의 약들을 썰어서 1첩으로 하여 생강 3쪽, 총백 2대와 함께 물에 달여 먹는다.

계절에 맞지 않는 날씨로 온역(瘟疫)이 산발적으로 유행하여 風邪와 寒邪 두 邪氣에 동시에 감촉되어 머리가 아프고 惡寒과 몸에 열이 나며 땀이 나지 않는 것을 치료하는 처방이다.

마황, 자소엽: 宣肺

진피: 위장의 濕과 氣를 풀어준다.

갈근, 승마: 승마와 갈근을 같이 쓰면 陽明의 땀을 발산하게 한다.

승마: 引葱白散手陽明風邪, 同葛根能發陽明之汗, 引石膏止陽明頭痛齒痛
　　　총백을 이끌어서 手陽明의 風邪를 散하고, 갈근과 함께 사용하면 陽明의 땀을 발산하게 할 수 있고, 석고를 이끌어서 陽明의 두통, 치통을 그치게 할 수 있다.

향부자: 방향성이 있고 疏肝理氣하고 울체를 풀어준다.

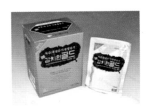

작약, 천궁: 四物湯

백지: 發表하고, 風을 제거하며, 濕을 흩뜨린다.

생강, 감초

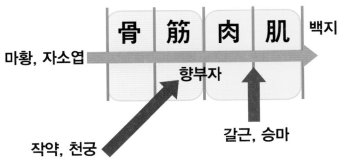

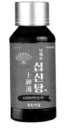

그림7-2. 십신탕 조문

이 정도가 감기몸살에 쓸 수 있는 약입니다.

8. 기침과 콧물 그리고 소청룡탕

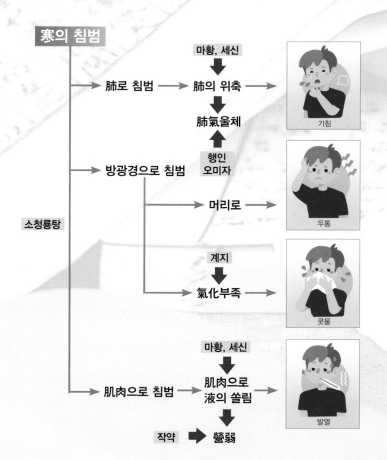

이제부터는 콧물, 재채기, 기침에 대해서 살펴보도록 하겠습니다.

우선 콧물은 왜 생기고 재채기나 기침이 왜 생기는지부터 알아야 약을 왜 이렇게 쓰는지도 알 수 있습니다. 사람은 숨을 쉬어야 살아갈 수 있습니다. 숨을 쉬어서 天氣인 산소를 받아들이고 濁氣인 이산화탄소를 내보냅니다. 그리고 받아들인 산소는 혈관을 타고 온몸을 돌아다니며 모든 세포에 공급됩니다.

한방적으로 봤을 때 肺가 하는 역할은 여러 가지가 있습니다.

첫 번째 역할이 숨을 쉬는 것이고, 두 번째는 몸에서의 흐름을 주관하고 있습니다. 세 번째로는 감정이 있는데 肺가 정상적일 때는 괜찮은데 肺가 타격을 받게 되면 봉인되어 있던 우울이라는 감정이 튀어나옵니다. 네 번째로는 大腸에서 흡수된 液을 肺로 가서 온몸으로 퍼뜨립니다.

원래 더 깊이 들어가야 하지만 나중에 자감초탕을 할 때 자세히 다루기로 하고 일단 여기서는 기침에 초점을 맞춰서 보도록 하겠습니다.

사람이 살아가는데 산소는 아주 중요합니다. 산소 공급이 몇 초만 안 되어도 숨이 막히기 시작하고 일정 시간을 넘어가면 사망에 이릅니다.

숨을 들이마실 때 즉 吸氣일 때는 횡격막이 아래로 내려가고 肺가 확장되면서 肺의 압력을 낮춰 산소를 받아들입니다. 숨을 내쉴 때 즉 呼氣일 때는 횡격막은 위로 올라가고, 肺는 수축하여 압력을 높임으로써 이산화탄소를 내보냅니다.

그리고 肺가 숨을 쉬는 속도는 일정합니다. 그 이유는 몸에서 필요로 하는 산소의 요구량만큼만 받아들이면 되기 때문입니다.

그런데 급격한 운동을 하게 되면 온몸의 세포에 공급되어야 할 산소의 양이 늘어납니다. 그렇게 되면 호흡을 빨리해서 더 많은 산소를 받아들여야만 모든 세포에 산소를 공급할 수 있습니다. 그래서 우리가 운동을 할 때나 하고 난 직후에 숨을 가쁘게 몰아쉬는 것입니다.

이렇게 운동을 하지 않아도 숨을 가쁘게 쉬는 경우는 두 가지인데, 하나는 몸이 아주 허약한 분들이 숨을 몰아쉬는 것이고 또 하나는 천식환자입니다.

기침은 왜 생기는가?

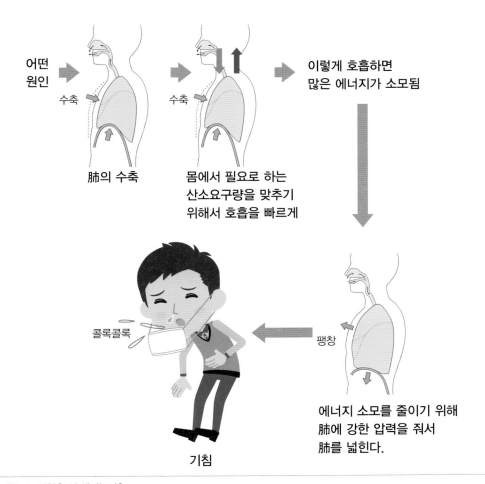

어떤
원인

肺의 수축

수축

수축

몸에서 필요로 하는
산소요구량을 맞추기
위해서 호흡을 빠르게

이렇게 호흡하면
많은 에너지가 소모됨

팽창

에너지 소모를 줄이기 위해
肺에 강한 압력을 줘서
肺를 넓힌다.

콜록콜록

기침

그림8-1. 기침은 왜 생기는가?

몸이 약한 분들이 숨을 몰아쉬는 것도 원인이 여러 가지입니다. 위장에서 영양을 만들어 내는 기능이 떨어져 있는 경우도 있고 虛熱이 떠서 肺가 위축되어 나타나는 경우도 있으며 肝火가 침범해서 肺가 위축되어 나타나는 경우도 있습니다.

천식환자는 肺가 계속해서 위축되어 있는 상태입니다. 천식을 한문으로 보면 喘息입니다. 喘이라는 것은 숨을 가쁘게 몰아쉬는 것이고 息은 숨을 쉰다는 것입니다. 즉 천식이라는 말 자체가 肺가 위축되어서 숨을 가쁘게 몰아쉬는 병입니다.

肺가 위축되면 왜 숨을 가쁘게 몰아쉴까요?

숨을 쉴 때 肺는 팽창과 수축을 반복하면서 산소를 받아들이고 이산화탄소를 내쉽니다. 이때 肺가 위축되어 있으면 팽창하는 것이 제대로 안 되게 됩니다. 그리고 팽창이 충분히 안 되니 산소를 받아들이는 양이 적어질 수밖에 없습니다. 그렇게 되면 몸에 공급되는 산소가 적어져 위험하니 肺가 더욱 빨리 호흡을 해서 몸에서 필요로 하는 산소를 받아들여야 몸이 살 수 있습니다. 그래서 호흡이 빨라지는 것입니다.

肺는 寒에도 약하고 熱에도 약합니다. 寒이나 熱에 약하다는 것은 寒이나 熱이 肺에 오게 되면 肺가 위축된다는 뜻입니다.

寒이 침범해서 肺까지 오게 되면 肺가 타격을 받아 위축되어 버립니다. 그러면 위에서 봤듯이 몸에서 요구하는 산소의 양을 충족시키기 위해서 숨을 빨리 쉬게 됩니다. 그런데 숨을 쉬기 위해서는 횡격막도 움직여야 하고 肺도 팽창과 수축운동을 해야 하므로 Energy가 필요하게 됩니다. 숨을 쉬는데 너무 많은 에너지를 소모하는 것은 좋지 않으므로 몸은 에너지를 아끼기 위해 肺의 위축을 풀어 숨을 빨리 쉬지 않게 하여 에너지를 아끼려고 합니다.

이렇게 위축되어 있는 肺를 넓히려면 肺에 강한 압력을 줘야만 합니다. 이때 肺에 강한

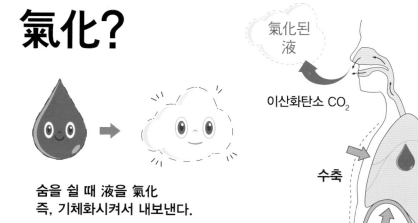

氣化?

숨을 쉴 때 液을 氣化
즉, 기체화시켜서 내보낸다.

氣化를 시키는 힘은 膀胱이고
氣化가 일어나는 장소는 肺다.

氣化된 液

이산화탄소 CO_2

수축

그림8-2. 氣化

압력을 주어 肺를 넓히는 것이 바로 기침과 재채기입니다.

熱이 침범해서 肺가 타격을 받아도 역시 마찬가지입니다. 물론 肺가 건조해지게 되므로 肺에 液을 공급해야 한다는 점에서는 다르지만 熱의 공격을 받아도 기침을 하게 됩니다.

熱의 공격에 의한 기침은 뒤에 다시 하기로 하고, 지금은 寒의 침범으로 인한 기침을 살펴보도록 하겠습니다.

寒이 肺로 침범하면 肺는 수축, 위축되고 기능도 떨어지게 됩니다. 그리고 寒은 우리 몸에서 封藏과 氣化를 담당하는 방광으로 침범하여 그 기능을 떨어뜨립니다. 그에 따라 방광의 위축으로 인해 封藏기능이 깨지니까 소변이 자주 나오게 되고 氣化가 되지 않게 됩니다.

氣化에 관해 설명하자면 液의 형태에서 수증기의 형태로 바뀌는 것을 말합니다.

氣化를 시키는 힘은 방광이 가지고 있지만 氣化가 일어나는 곳은 肺입니다. 우리가 숨을 쉴 때 일정 정도의 기체화 된 液을 내보내게 됩니다. 추운 날 마스크를 끼고 다니면서 호흡을 하면 이 기체화 된 液 때문에 안경에 김이 서리게 됩니다. 아니면 유리에 호~하고 불면 수증기가 유리에 맺히게 됩니다. 이렇게 우리가 숨을 내쉴 때에는 氣化된 液이 같이 나가고 있습니다. 그런데 氣化가 안 되면 液이 기체화되지 않고, 液의 형태 그대로 나가게 됩니다. 이것이 바로 콧물입니다. 그래서 寒의 침범으로 氣化가 되지 않으면 콧물이 나는 것입니다.

그리고 寒은 내 몸을 죽이려고 들어오는 것이기에 몸에서는 들어오지 못하도록 液을 쏠

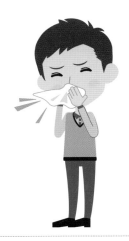

氣化가 안 되면?
液이 수증기의 형태가 아니라
液의 형태로 나간다.

= 콧물

그림8-3. 氣化와 콧물

리게 해서 이를 방어하려고 합니다. 寒은 처음에 침범할 때 表로 들어옵니다. 앞에서도 이야기했지만 表는 상대적인 것이라 어디를 기준으로 하느냐에 따라서 表가 달라집니다.

외부구조와 내부구조로 나눈다면 외부구조가 表가 되고 上焦, 中焦, 下焦로 나눈다면 上焦가 表가 되고, 中焦와 下焦가 裏가 됩니다. 외부구조에서 骨, 筋, 肌肉, 皮로 나눈다면 骨과 筋이 裏가 되고, 肌肉과 皮가 表가 됩니다.

肌肉은 외부구조에 속하므로 表이고 骨, 筋, 肌肉, 皮으로 나눠도 表에 속합니다.

앞에서 살펴본 바와 같이 몸살과 같은 신체통이 오는 것은 肌肉으로 液이 쏠려서 나타나는 증상입니다.

液을 表로 보내서 방어한다.

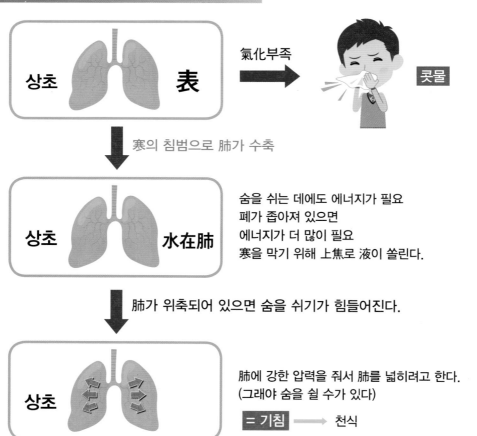

상초   表   氣化부족 →   콧물

寒의 침범으로 肺가 수축

상초   水在肺   숨을 쉬는 데에도 에너지가 필요
폐가 좁아져 있으면
에너지가 더 많이 필요
寒을 막기 위해 上焦로 液이 쏠린다.

肺가 위축되어 있으면 숨을 쉬기가 힘들어진다.

상초   肺에 강한 압력을 줘서 肺를 넓히려고 한다.
(그래야 숨을 쉴 수가 있다)
= 기침 → 천식

그림8-4. 液을 表로 보내서 방어한다.

수인, 수축하고 기능을 약화시킨다.

방광에서는 氣化작용이 약해진다.

液의 형태에서 수증기의 형태로 바꾸어야 숨으로 液을 내보낼 수 있다. ⟶ 콧물

방광의 封藏기능이 약해진다.

소변을 가두기가 힘들어진다. ⟶ 소변이 자주 나온다.

표8-1. 수인, 수축하고 기능을 약화시킨다.

기침 咳者 有聲無痰 肺氣傷

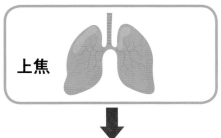

정상적인 상태에서 寒이
肺로 침범하면

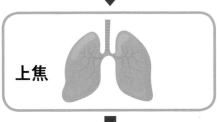

寒의 성질이 수축하고
기능을 약화시키는 것이므로
肺가 위축된다.

肺가 위축되면 들어오는 산소의 양이 적어진다. 우리 몸에서 필요로 하는 산소의 요구량은
항상 일정하다. 그래서 몸에서 필요로 하는 산소의 요구량을 맞추기 위해서는 肺가 숨을
빨리 쉬어야 하는데, 그렇게 하면 숨을 쉬기 위해서 너무나 많은 에너지가 필요하게 된다.

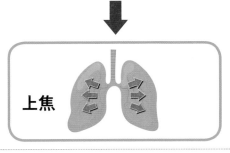

숨을 쉬는 데 필요한 에너지를
줄이기 위해서
肺에 강한 압력을 줘서
좁아진 肺를 넓히려고 한다.
이것이 기침, 재채기다.

그림8-5. 기침

肺는 내부구조에 속하기 때문에 내부구조와 외부구조로 구분을 한다면 裏가 되지만 上焦, 中焦, 下焦로 구분을 한다면 表가 됩니다. 肺도 表이기 때문에 寒이 침범하면 肺로 液이 쏠리게 해서 寒이 침범하지 못하도록 막으려고 합니다.

이렇게 肺쪽으로 液이 쏠려있는 것을 水在肺라고 합니다.

寒이 침범하면 肺는 수축되고 液은 쏠려있게 됩니다. 그래서 기침이 발생하게 되고 여기에 방광까지 침범하면 氣化가 이루어지지 않아 콧물이 나게 되는 것입니다. 이때 肺의 상태는 寒이므로 맑은 콧물이 납니다.

기침에 대한 조문을 찾아보면 咳者 有聲無痰 肺氣傷입니다.

이걸 해석해보면 소리는 있고, 痰은 없고, 肺氣가 상한 것이 기침이라는 뜻입니다.

그리고 肺가 위축이 되면 기관지, 식도까지 모두 좁아지게 됩니다. 그러면 모세관현상과 비슷한 증상이 발생합니다.

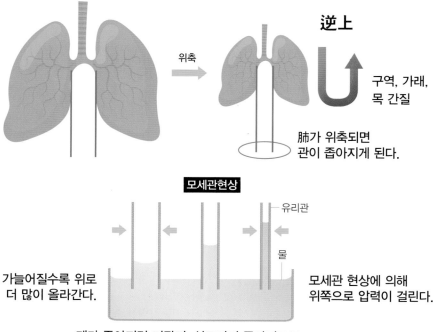

그림8-6. 모세관 현상

즉, 관이 좁아지게 되면 압력이 위쪽으로 걸려 위로 올라가려는 경향이 생기게 됩니다. 이것을 逆上이라고 합니다.

폐가 위축되면 逆上이 생기게 되어 위로 올라가려는 힘이 작용하기 때문에 구역이 생기기도 하고, 위장에 있던 液이 올라오게 되어 가래가 생기거나 역류성 식도염이 생기기도 합니다.

그리고 氣化에 대해 조금만 더 말해보자면 氣化가 되어야 肺에서 水道를 타고 갈 수가 있는데 氣化가 되지 않으면 液이 肺에 머물러 있게 됩니다.

한방에서는 水道라는 것이 존재한다고 보았는데 실제로 해부를 해보면 사람의 몸에 水道는 따로 존재하지 않습니다. 液이 다닐 수 있는 통로는 혈관, 림프관 등이 있는데 '肺에서 水道를 탄다'의 水道는 혈관으로 보면 될 것 같습니다.

그리고 피부도 호흡을 하는데, 이를 통해 몸에서의 液을 조절하고 있습니다. 물론 피부호흡은 폐호흡 양의 1/200밖에 안 되지만 氣化부족으로 피부에서 液을 충분히 내보내지 못하면 몸이 무겁고 찌뿌등하게 됩니다.

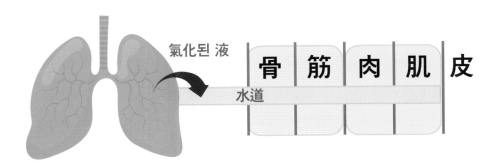

한방에서는 液이 水道를 타고 이동한다고 봤는데
水道를 타려면 氣化가 되어야 된다고 봤다.

水道는 혈관으로 봐야 한다.

그리고 피부에서는 피부호흡을 하는데
이때에도 氣化되어서 수증기 형태로 나간다.

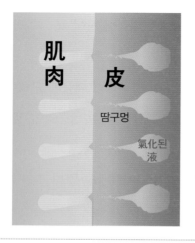

氣化가 안 되면?

肌肉에 있는 液이 피부호흡으로
빠져나가지 못하고
肌肉에 머물러있게 된다.
몸이 찌뿌둥하게 된다.

肌
肉　皮

땀구멍

氣化된
液

그림8-7. 水道는 혈관

寒이 침범해서 肺가 위축되고, 逆上이 생겨서 기침이 생기고, 방광경으로 타고 가서 두통이 생기고, 氣化가 되지 않아 콧물이 생겼습니다. 肌肉으로 液이 쏠려서 熱이 났습니다.

이것이 우리가 흔히 알고 있는 감기의 증상입니다.

그렇다면 어떤 약제를 써서 풀어야 할까요?

寒이 침범했으니까 따뜻하게 해야 하므로 건강이 들어가야 하고, 肺가 위축되어 있으니 좁아진 肺를 넓혀야 하므로 마황과 세신이 들어가고, 肺에서 뻗어나가지 못하고 울체되어 있으니까 肺氣가 울체되어 있는 것을 통하게 해주는 행인을 쓰고, 肺氣가 腎으로 가야 精으로 될 수 있으니 腎虛를 채워주기 위해서 肺氣를 腎으로 보낼 수 있는 오미자를 쓰고, 氣化가 안 되고 있으니 계지를 쓰고, 營弱衛强이 되어 虛해진 것을 채우기 위해서 작약을 써주면 됩니다.

이것이 바로 우리가 잘 알고 있는 소청룡탕입니다.

소청룡탕에서 청룡이 바로 마황의 별명입니다.

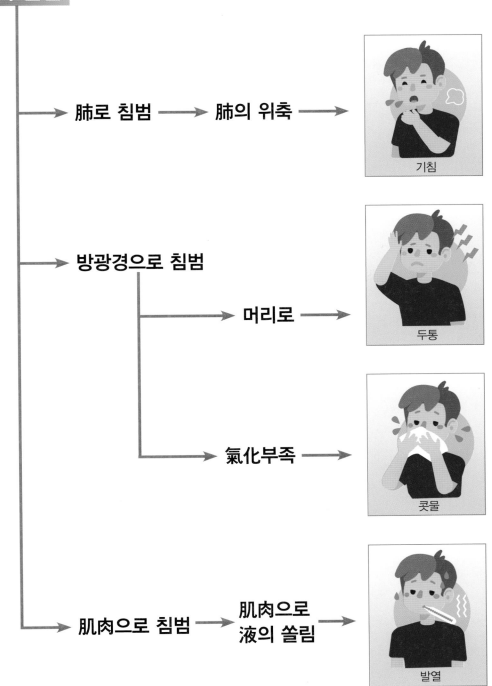

寒의 침범

肺로 침범 ⟶ 肺의 위축 ⟶ 기침

방광경으로 침범

　　머리로 ⟶ 두통

　　氣化부족 ⟶ 콧물

肌肉으로 침범 ⟶ 肌肉으로
液의 쏠림 ⟶ 발열

그림8-8. 寒의 침범

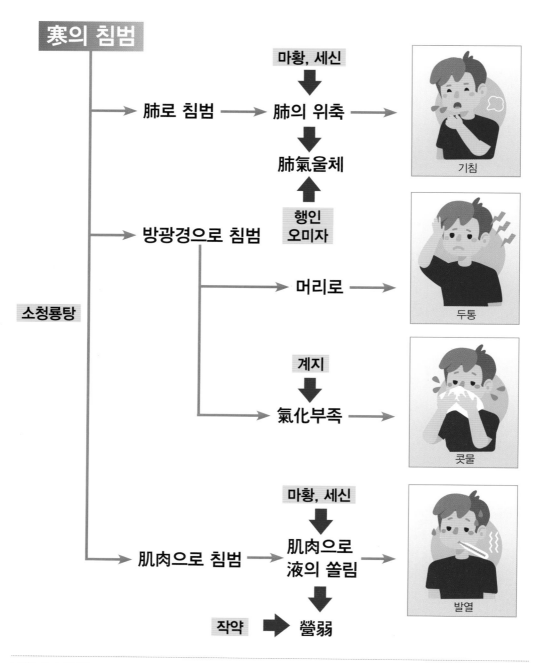

그림8-9. 소청룡탕

원래 소청룡탕은 영계미감탕에서 건강, 행인, 세신, 반하가 들어가고 계지가 빠져서 영강
감미신하인탕이 되고, 영강감미신하인탕에서 마황, 계지가 들어가고 복령, 행인이 빠져서

소청룡탕이 된 방제입니다. 영강감미신하인탕보다 宣肺와 宣發을 강화시켰습니다.

逆上이 생기는 것은 脾胃가 약하고 肺가 燥해져서 생기는데 肺燥는 肺痿, 肺弱, 肺虛와 같은 의미입니다.

영계미감탕에서 脾胃가 약해진 데 쓰는 약이 복령, 감초이고 肺燥에 쓰는 약이 오미자, 逆上에 쓰는 약이 계지입니다. 영강감미신하인탕에서 脾胃가 약해진 데 쓰는 약은 복령, 감초, 건강이고, 肺燥에 쓰는 약이 반하입니다. 그리고 소청룡탕에서는 脾胃弱에 건강, 감초, 肺燥에 오미자, 행인, 세신, 마황을 쓰고 逆上에 계지와 반하를 썼습니다.

脾胃가 약한 데에는 복령, 감초, 건강을 쓰고 肺燥에는 오미자, 행인, 세신, 마황을 씁니다. 逆上에는 계지와 반하를 쓸 수 있는데 영계미감탕에서 소청룡탕으로 갈수록 약제들이 더 강화되는 것을 볼 수 있습니다.

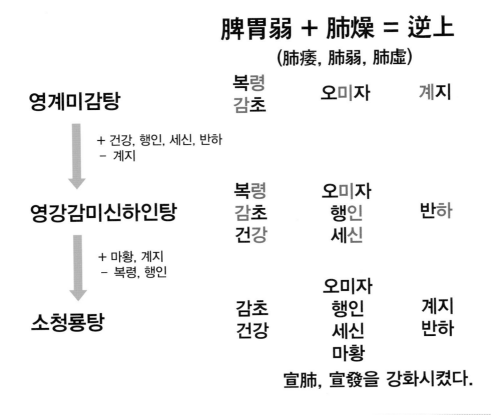

표8-2. 영계미감탕부터 소청룡탕까지

소청룡탕이 왜 이렇게 방제가 구성되어 있는지와 어떻게 만들어졌는지도 살펴보았으니 이제 소청룡탕이 어떤 증상에 쓰이는지 조문을 통해 보겠습니다.

小青龍湯

傷寒表不解 心下有水氣 乾咳 發熱而咳 或渴, 或利, 或噎,

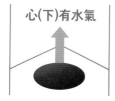

傷寒으로 表가 풀리지 않고, 心下에 水氣가 있고,
가래 없는 기침을 하고, 열이 나고, 기침을 하고,
혹은 갈증이 있거나 설사가 있거나 목이 마른다.

或小便不利 小腹滿 或喘者

혹은 소변이 제대로 안 나오거나 아랫배가 빵빵하거나 혹은 숨이 가쁘다.

傷寒 心下有水氣 咳而微喘 發熱不渴 服湯已渴者 此寒去欲解也

傷寒으로 心下에 水氣가 있고, 기침이 있고, 약간 숨이 가쁘고, 열은 나지만 갈증은 없는 사람은 소청룡탕을 복용한다. 소청룡탕을 이미 복용한 사람이 갈증이 생기는 것은 寒이 물러가고 풀어지려고 하는 것이다.

咳逆倚息 不得臥

기침이 나는데 기대어 쉬어야 하고, 눕지 못하면 소청룡탕으로 치료한다.
= 앉거나 누우면 숨이 차고, 기침을 한다. = 쏠림 있다.

水在肺 吐涎沫 欲飮水 宜本方

肺에 液이 쏠려있고, 침을 줄줄 흘리고, 물을 마시고 싶으면 소청룡탕으로 치료한다.
吐涎沫 = 침이 고여있다. 콧물, 눈물 등을 토한다(줄줄 흘러내린다).
갈증이 난다는 것은 물의 편재로 인한 것이다.

婦人吐涎沫 醫反下之 心下則痞 當先治其吐涎沫 小青龍湯主之

吐涎沫을 한다고 의사가 반대로 下法을 쓰게 되면 心下가 답답하게 된다.
吐涎沫이면 소청룡탕을 써서 吐涎沫을 먼저 치료해야 한다.

留飮者 脇下痛引缺盆 咳嗽則輒已

留飮은 옆구리가 찢어지듯이 땡기고 아픈 것이고, 기침을 하거나 가래를 뱉어내면 조금 가벼워지는 것이다.

수독이 쏠려 있는데, 기침을 하거나 가래를 뱉어내면 肺의 쏠림이 조금 해소되니까 증상이 감소되는 것이다. 이것의 반대가 현음이다.

肺癰 胸脹滿 一身面目浮腫 鼻塞淸涕出 不聞香臭辛酸

肺癰이 생기고, 가슴이 답답하고, 얼굴과 눈이 붓고, 코가 막히고 맑은 콧물이 나오고, 맵고 신 냄새를 못 맡는다.

얼굴과 눈이 붓는 것은 숙강으로 월비가출탕을 쓰는 것이 더 좋다.

맵고 신 냄새를 못 맡는 것에는 소청룡탕과 백호가인삼탕을 쓰는 것이 좋다.

咳逆上氣 喘鳴迫塞 此先服本方.

氣가 逆上해서 얼굴이 벌게질 정도로 기침을 하고, 쌕쌕 소리가 나면 먼저 소청룡탕을 쓴다.

표8-3. 소청룡탕 조문

이 조문을 보면 肺로 液이 쏠리게 되니까 갈증이 있을 수도 있고, 소변이 제대로 안 나오거나 침이 고여있거나 콧물, 눈물이 줄줄 흘러내리거나 현음이 생겨서 옆구리가 찢어지듯이 아프고 당기기도 하고, 얼굴과 눈이 붓기도 하는 증상이 나타나게 됩니다.

肺의 위축으로 逆上이 생겨서 얼굴이 벌겋게 될 정도로 기침을 하거나 숨을 쉴 때 쌕쌕거리는 소리가 날 수도 있고 기침이 나기도 합니다.

맑은 콧물과 재채기가 계속해서 나거나 특정 계절만 되면 콧물, 재채기가 발생하거나 아니면 더 심해지는 것을 Allergy성 비염이라고 합니다. 이 Allergy성 비염을 한방적으로는 鼽라고 합니다.

Allergy 비염 = 鼽 鼻淵(축농증)

鼽者鼻流清涕也. 鼻流清涕 屬肺寒

鼽는 코에서 맑은 콧물이 흐르고 재채기를 하는 것이다.
코에서 맑은 콧물이 흐르고 재채기를 하는 것은 肺寒에 속한다.

鼻流清 涕

맑은 콧물이 흐른다. 재채기

↑
肺寒에 속한다.

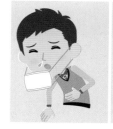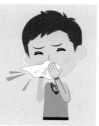

표8-4. 鼻淵이란?

그리고 소청룡탕은 鼻流清涕에 쓸 수 있습니다. 鼻流清涕를 해석해보면 코에서 맑은 콧물이 흐르고 재채기를 한다는 것입니다. 콧물이 흐른다는 것은 앞에서 氣化부족으로 液이 수증기화가 되지 않아 나타나는 것이라고 했습니다. 콧물도 맑은 콧물이 있고 누런 콧물이 있습니다. 맑다는 것과 누렇다는 것은 뭘 말하는 것일까요? 맑다는 것은 寒이고 누렇다는 것은 熱입니다. 그렇다면 어느 부위가 寒이고 熱이라는 것일까요? 바로 肺입니다. 肺가 寒의 상태면 맑은 콧물이 흐르고 肺가 熱의 상태면 누런 콧물이 흐르는 것입니다.

Allergy 비염은 계속 반복적으로 오랜 기간 동안 지속됩니다. 그래서 腎이 중요합니다. 腎虛의 특징 중의 하나가 바로 病의 지속기간이 길다는 것입니다. 즉 병이 오랫동안 낫지 않습니다. 알러지 비염에서 콧물은 코에 液이 쏠려서 나타나는 것과 氣化부족으로 나타나는 것이 있습니다. 코에 쏠린 液을 풀어줄 수 있는 것은 利水劑로 바로 오령산입니다. 수분의 편재가 발생하는 이유는 腎虛 때문입니다. 腎은 우리 몸에서 液의 분포를 조절하는데 腎이 虛해지게 되면 液의 분포가 어긋나 한쪽으로 쏠리게 되는 것입니다.

그리고 氣化를 시켜줄 수 있는 약은 계지입니다.

기침과 재채기는 肺寒으로 인한 肺의 위축 때문입니다.

이렇듯 Allergy 비염은 氣化작용의 부족에 肺寒이 겹쳐져 있는 것인데 이걸 다른 말로 하면 腎虛에 肺寒가 됩니다.

증세가 오래된 사람은 腎虛를 잡아야 하는데, 육미나 팔미로는 약합니다.

Allergy 비염 = 䶃 鼻淵(축농증)

䶃者鼻流清涕也. 鼻流清涕 屬肺寒

肺寒은 肺만 찬 것은 아니다. 腎이 더 중요하다.
腎虛의 특징 중의 하나는 病이 오랫동안 지속되는 것이다.
콧물: 코에 <u>수분이 편재</u>되어 있는 것 또는 <u>氣化작용 부족</u>
　　　　오령산　　　　　　　　　　　　　계지

기침, 재채기는 肺寒으로 인한 肺의 위축

Allergy 비염 = 氣化작용 부족 + 肺寒 = 腎虛 + 肺寒

표8-5. 鼻淵 조문

Allergy 비염이 있는데 콧물이 심하면 수분의 편재를 풀어줄 수 있는 오령산을 추가하는 것이 좋고, 재채기가 심하면 大逆上을 잡을 수 있는 맥문동탕을 추가하는 것이 좋습니다. 그리고 콧물과 재채기가 둘 다 심하다면 소청룡탕만 쓰면 됩니다.

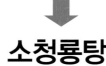

鼻流清 涕
맑은 콧물이 흐른다. 재채기

소청룡탕　　콧물이 심하면 오령산을 추가
　　　　　　　재채기가 심하면 맥문동탕을 추가
　　　　　　　둘 다 심하면 소청룡탕만 쓴다.

표8-6. 鼻流清涕

만약 재채기는 없고 맑은 콧물만 계속해서 흐른다면 그것은 수분편재에 의한 것입니다. 소청룡탕을 쓸 필요 없이 腎虛를 잡아주는 팔미와 수분편재를 풀어줄 수 있는 오령산을 쓰면 됩니다.

콧물만 계속 나요

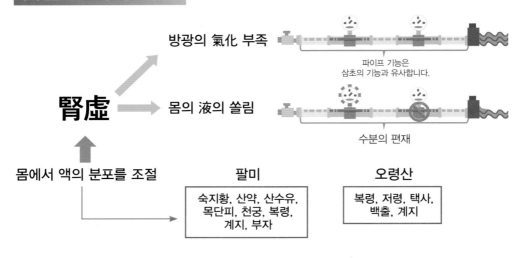

그림8-10. 콧물만 나요

9. 맥문동탕

맥문동탕 인삼, 맥문동, 반하, 갱미, 대추

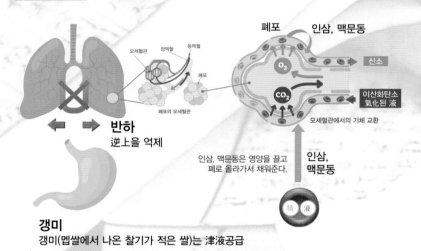

폐포   인삼, 맥문동

산소

이산화탄소
氣化된 液

모세혈관에서의 기체 교환

반하
逆上을 억제

인삼, 맥문동은 영양을 끌고
폐로 올라가서 채워준다.

인삼,
맥문동

갱미
갱미(멥쌀에서 나온 찰기가 적은 쌀)는 津液공급

위장이 약하고 폐가 위축되면 ➡ 大逆上 (증상이 심하다)

인삼   인삼,   반하
갱미   맥문
감초   동

앞에서 재채기가 심하다면 소청룡탕에 맥문동탕을 추가해서 쓰라고 했습니다. 소청룡탕은 뜨거운 약이고 맥문동탕은 차가운 약이어서 같이 쓰면 서로 상쇄되어 약효가 없다고 생각하는 사람들이 있는데 사실은 그렇지 않습니다.

맥문동탕은 과연 어떤 약일까요?

麥門冬湯

大逆上氣 咽喉不利 止逆下氣者

氣의 逆上이 심하고, 목이 불편하며, 逆上이 그치지 않을 때 맥문동탕을 쓴다.

大逆上氣
한 번 올라오면 심하게 올라온다.
한 번 기침을 하면 기침이 멈추지 않고 심하게 한다.

脾胃大弱 + 肺燥 = 大逆上

咽喉不利
목에 뭔가 걸려있는 느낌

→ 스트레스로 인후불리가 오면 반하후박탕
肺燥로 인후불리가 오면 맥문동탕

표9-1. 麥門冬湯

맥문동탕은 大逆上氣에 쓰는 약입니다. 大逆上氣라는 것은 逆上이 되면 심하게 올라오는 것으로 기침을 한번 시작하면 기침이 멈추지 않고 심하게 하는 것을 말합니다.

기침을 그치게 하려면 宣肺를 시켜서 肺를 넓혀줘야 하는데 맥문동탕에는 宣肺劑가 들어있지 않습니다. 그래서 맥문동탕 단독으로 쓰면 기침을 잡기가 힘듭니다. 宣肺를 시키는 가장 대표적인 약제가 마황입니다. 그래서 마황이 들어있는 소청룡탕과 大逆上을 잡을 수 있는 맥문동탕을 같이 쓰면 심한 기침을 잡을 수 있는 것입니다.

그리고 咽喉不利라는 것은 목에 뭔가 걸려있는 느낌을 말합니다. 일반적으로 목에 뭔가 걸려있는 느낌이 드는 것을 매핵기라고 해서 반하후박탕을 주고 있는데 스트레스를 받아서 오는 인후불리에는 반하후박탕을 주면 되지만 肺燥로 인해서 인후불리가 오면 맥문동탕을 줘야 합니다.

肺와 胃의 陰이 상해서 虛火가 위로 올라가 증상이 나타나는데 津液이 말라서 거품침이 생기고 마른기침과 거품침을 뱉으며, 숨을 짧게 쉬고 숨을 쌕쌕거린다고 되어 있습니다.

肺胃陰傷 虛火上炎 灼津而爲涎沫 咳唾涎沫

肺와 胃의 陰이 상해서 虛火가 위로 올라가서 증상이 나타났다. 진액이 말라서
거품침이 생기게 된다. 마른기침과 거품침을 뱉고,

肺虛則氣無所主, 短氣喘促

肺虛로 숨을 짧게 쉬고, 숨이 쌕쌕거리게 된다.

肺胃陰傷 津失上承, 咽喉干燥

肺와 胃의 陰이 상해서 津液이 肺로 올라가지 못하면 인후가 燥해지게 된다.

肺虛有熱之證, 舌乾紅小苔 脈虛數

肺虛에 熱이 있는 증상은 혀가 마르고, 紅小苔가 있고, 脈이 虛數하게 나타난다.

표9-2. 맥문동탕 조문

또 인후가 燥해지고 혀가 마른다고 되어 있습니다.

그렇다면 왜 津液이 말라서 거품침이 생기고, 마른기침이 생기고, 숨을 짧게 쉬고, 숨을 쌕쌕거리고, 혀가 마르고, 인후가 燥해지는 걸까요?

폐조직은 혈관으로 둘러싸여 있습니다. 이를 통해 호흡을 할 때 산소와 이산화탄소를 교환하여 산소는 몸 안으로 받아들이고 이산화탄소는 내보냅니다. 그리고 혈액으로부터 液을 공급받아 촉촉합니다.

또한 기도 내 점막은 끈끈한 점액으로 덮여 있어 촉촉함을 유지합니다.

그런데 寒이 침범을 하면 이를 막기 위해 저항을 합니다. 그러면 肺로 精과 液이 쏠리게 됩니다. 이 단계에서는 소청룡탕을 써야 합니다.

그런데 이 단계를 지나면 지속적으로 精과 液을 공급해 왔기에 몸에서 부족해지게 되어

폐는 왜 촉촉할까?

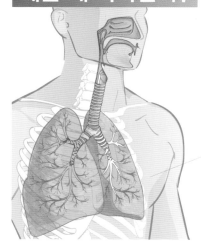

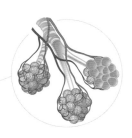

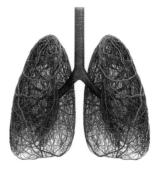

폐조직은 혈관으로 둘러싸여 있다.

피 속에 있는 영양을 폐로 공급

폐를 촉촉하게

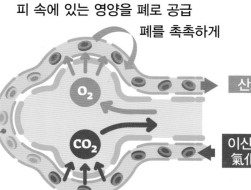

정맥혈　　동맥혈

폐포

모세혈관

폐조직 = 세포

폐포의 모세혈관

산소

이산화탄소
氣化된 液

폐는 혈액으로부터 액을 공급받아서
항상 촉촉하다.

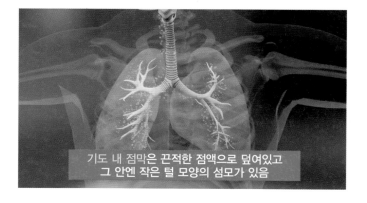

기도 내 점막은 끈적한 점액으로 덮여있고
그 안엔 작은 털 모양의 섬모가 있음

그림9-1. 폐는 왜 촉촉할까?

肺로 공급되는 精이 줄어들게 됩니다. 그렇게 되면 肺로 공급되는 精과 液이 줄어들기 때문에 肺가 건조해지고 말라가게 됩니다. 이렇게 肺가 건조해지고 말라가게 되는 것을 肺燥라고 하며 肺燥가 되면 肺가 위축되게 됩니다. 앞에서 肺는 寒과 熱 모두에 약하고, 寒이든 熱이든 肺를 위축시킬 수 있다고 말했었습니다. 조문에서 보듯이 肺와 胃의 陰이 상해서 虛火가 위로 올라가서 증상으로 나타난 것이 바로 이것입니다.

이렇게 肺燥가 생겨서 마른기침을 하고, 숨도 짧게 쉬고, 쌕쌕거리기도 하고, 인후도 燥해지고, 거품침이 생겼습니다. 그렇다면 이런 肺燥에 왜 맥문동탕을 쓰는 것일까요?

寒의 침범으로 저항을 해서 熱이 증가 = 表로 津液을 보낸다.

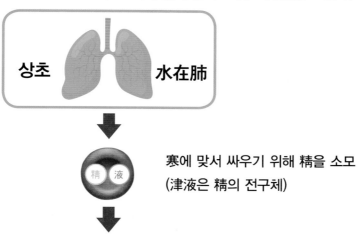

寒에 맞서 싸우기 위해 精을 소모
(津液은 精의 전구체)

肺와 胃의 陰이 상해서 虛火가 위로 올라간다.

肺로 공급할 精과 液이 부족해진다.

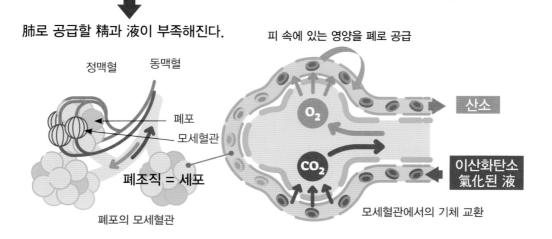

肺가 건조해지고 말라간다.

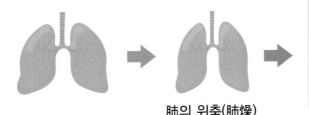

肺의 위축(肺燥)

肺가 건조한 상태에서
위축되어 있으므로
마른기침이 나고
숨을 짧게 쉬고, 쌕쌕거림

인후도 燥해지고
거품침이 생김

그림9-2. 마른 기침

　우선 왜 이런 증상들이 생겼느냐 하면 肺燥가 생겼기 때문에 이러한 증상들이 나타난 것입니다. 그러면 치료는 肺燥를 없애는 쪽으로 하면 됩니다.

　맥문동탕은 인삼, 맥문동, 반하, 갱미, 감초로 되어 있습니다. 脾胃가 약하고 肺燥가 있으면 逆上이 생기는데 脾胃가 많이 약하고 肺燥가 있으면 大逆上이 생깁니다. 소청룡탕에

脾胃大弱 + 肺燥 = 大逆上

麥門冬湯

인삼 갱미 감초	맥문동	반하

맥문동탕은 마른 기침에 쓰는 약이 아니다.

胃氣가 상해서 대역상이 온다.

인삼은 固表작용이 있어서 위장에서 津液이 새지 않도록 해서 脾胃를 살린다.

大逆上이 생기는 것은 폐에서 순환이 안 되고, 막혀있고,

위장이 약하니까 위로 올라오는 것이다.

인삼, 맥문동은 윤폐시키는 약이고, 반하는 膈을 뚫어버리는 약

자감초탕은 폐의 순환을 더 중요시 했고, 맥문동탕은 통하게 해준 것이다.

둘 다 인삼, 맥문동이 들어있다.

표9-3. 大逆上

서 脾胃가 약한 것을 잡으려고 건강과 감초를 썼으나 脾胃를 잡기에는 조금 부족하여 인삼과 갱미, 감초를 썼습니다. 인삼은 固表작용이 있어서 위장에서 津液이 새어나가지 않도록 막아주는 역할을 합니다. 갱미는 쉽게 말하면 쌀입니다. 즉 津液을 보충해준다고 보면 됩니다.

인삼과 맥문동을 같이 쓰면 潤肺시키는데 瀉火를 시키면서 脈을 살려줍니다.

맥문동은 촉촉하게 해주는 약입니다. 본초비요에 보면 補肺하고 潤燥한다고 나와 있습니다. 약간 찬 성질을 가지고 있어서 肺의 火를 瀉할 수 있고, 火를 瀉하게 하면 肺가 제 역할을 할 수 있게 됩니다. 또한 津液을 만들어서 肺의 기능을 살려서 흘러가게 만듭니다.

그리고 반하는 逆上을 잡아주는 역할을 합니다.

半夏는 噴門 즉 명치 쪽에 있는 문을 열어주는 역할을 합니다. 肺燥로 좁아져 있으면 그에 따라 문도 좁아져서 막히게 되는데, 이렇게 막혀있으면 내려가야 할 것이 못 내려가고 다시 올라오게 됩니다. 이것이 바로 逆上입니다. 그런데 막힌 문을 열어주게 되면 내려갈 수 있게 되므로 逆上이 풀어지게 되는 것입니다.

人蔘味甘 大補元氣 止渴生津 調營養衛

인삼의 맛은 달고, 元氣를 補한다.

生: 甘苦微凉(甘補陽, 味苦微寒, 又能補陰)

生은 달고 쓰고 약간 서늘하다.(단맛은 陽을 補해주고, 약간 쓰고 찬 것은 능히 陰을 補할 수 있다)

熟: 甘溫　익힌 것은 달고 따뜻하다.

生人蔘 = 인삼　熟人蔘 = 홍삼(홍삼은 오래 보관하기 위함이다)

李東垣曰: 參耆, 甘草, 瀉火之聖藥. 合用名黃耆湯.

이동원은 인삼, 황기, 감초는 瀉火시키는 데에 聖藥이다. 이것을 함께 사용한 처방을 황기탕이라고 한다고 하였다. 인삼, 황기, 감초는 瀉火의 성약 = 황기탕

按煩勞, 則虛而生熱, 得甘溫以益元氣, 而邪熱自退, 故亦謂之瀉

살펴보건대 煩勞는 虛하면서 熱이 생기는 것이다. 달고 따뜻한 것으로 元氣를
補해주면, 나쁜 熱은 스스로 물러간다. 그러므로 또한 이것을 瀉라고 한다.

이동원은 甘溫으로 虛勞를 잡으면 熱을 끈다고 봤다.

甘溫으로 元氣를 돋아주면 熱이 스스로 물러난다. 이것을 瀉火라고 한다.

瀉火

得升麻: 補上焦瀉肺火
승마와 같이 쓰면 上焦를 補해주며, 肺의 火를 瀉한다.

得茯苓: 補下焦瀉腎火
복령과 같이 쓰면 下焦를 補해주며, 腎의 火를 瀉한다.

得麥冬: 瀉火而生脈
맥문동과 같이 쓰면 瀉火를 시키면서, 脈을 살린다.(몸의 흐름을 돌리고 있다)

得黃耆, 甘草: 乃甘溫退大熱
황기, 감초와 같이 쓰면 달고 따뜻한 性味를 가지게 되어 大熱을 물러가게 한다.

通血脈　血脈을 통하게 한다.

氣行則血行, 生脈散用之者, 以其通經活血, 則脈自生也.

氣를 흘러가게 하면 血도 흘러간다. 생맥산에 인삼을 쓰는 것은 經絡을 통하게 하고,
活血시키면 脈이 스스로 살아나기 때문이다.

표9-4. 인삼 조문

麥門冬

補肺, 淸心, 瀉熱, 潤燥　補肺하고, 淸心하며, 瀉熱하고, 潤燥한다.

淸心潤肺　淸心하고 潤肺한다.

微寒能瀉肺火, 火退則金淸

微寒하여 능히 肺의 火를 瀉할 수 있으며, 火가 물러가면 肺(金)가 淸해진다.

火가 물러나니까 肺가 제 역할을 한다.

行水生津	津液을 만들어서 물을 흘러가게 한다. 맥문동의 역할이 아니고 肺의 기능을 살려서 肺가 흘러가게 하는 것이다.
肺痿吐膿	肺痿, 吐膿을 치료한다. 津液은 燥한 것을 濕하게 해준다. 津液은 炎이나 癰, 腫을 안 생기게 해준다. (타다가 말라버리는 것이 炎, 癰, 腫이다)

東垣 曰: 人參甘寒, 瀉火熱而益元氣,
麥多苦寒, 滋燥金而清水源

이동원은 인삼은 달고 차서 열을 꺼서 元氣를 補하는 약이고,
맥문동은 쓰고 차서 肺가 燥한 것을 촉촉하게 해주고, 水源을 맑게 한다고 하였다.

표9-5. 맥문동 조문

반하

除濕化痰, 發表開鬱, 下逆氣.

濕을 없애고, 痰을 없애고, 發表하고 울체된 것을 통하게 하고,
氣가 역상된 것을 내려가게 한다.

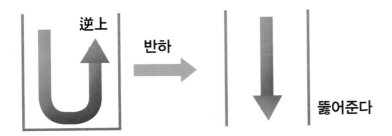

표9-6. 반하 조문

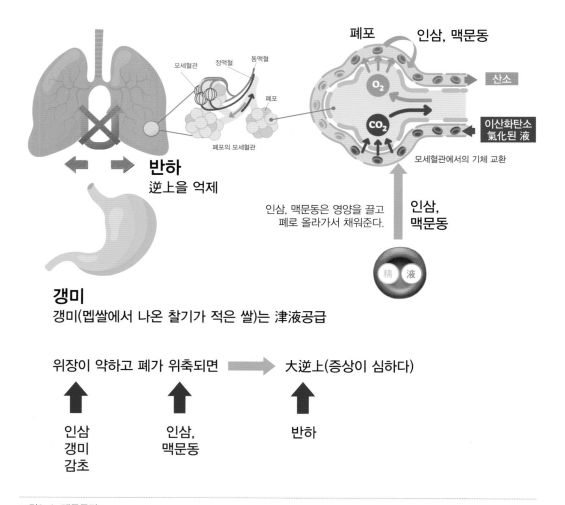

맥문동탕 인삼, 맥문동, 반하, 갱미, 대추

폐포　인삼, 맥문동

모세혈관　정맥혈　동맥혈

폐포

산소

이산화탄소
氣化된 液

폐포의 모세혈관

모세혈관에서의 기체 교환

반하
逆上을 억제

인삼, 맥문동은 영양을 끌고
폐로 올라가서 채워준다.

**인삼,
맥문동**

精　液

갱미
갱미(멥쌀에서 나온 찰기가 적은 쌀)는 津液공급

위장이 약하고 폐가 위축되면 ➡ 大逆上(증상이 심하다)

인삼　　　　인삼,　　　　반하
갱미　　　　맥문동
감초

그림9-3. 맥문동탕

　즉, 맥문동탕은 위장이 약한 것을 치료하기 위해서 인삼, 감초를 쓰고, 津液을 공급하기
위해서 갱미를 쓰고, 肺가 燥한 것을 촉촉하게 하기 위해서 맥문동을 쓰고, 逆上을 잡기 위
해서 반하를 썼습니다.

　인삼의 조문에도 나와 있듯이 인삼과 맥문동을 같이 쓰면 瀉火시키면서 脈을 살려준다고
했습니다. 瀉火를 시키니까 肺에 있는 熱을 꺼줘서 肺燥를 없애고 脈을 살리니까 肺의 역
할인 흐름을 살린다는 것입니다.

인삼과 맥문동을 같이 쓰면 몸의 흐름을 살린다고 생각하면 좋습니다. 자감초탕이나 생맥산, 온경탕이 대표적입니다.

脈을 살리기 위해서는 영양 즉 精이 肺로 공급이 되어야 합니다. 그래서 인삼, 맥문동을 쓰면 아래쪽에서 肺로 精을 끌고 올라와 공급합니다. 肺로 精이 공급되어 肺세포가 정상적인 역할을 해야만 肺가 제 기능을 할 수 있습니다. 이렇게 肺가 정상적인 기능을 할 수 있도록 精을 공급해 脈을 살리는 것을 潤肺라고 합니다.

麥門冬湯

大逆上氣 咽喉不利 止逆下氣者

氣의 逆上이 심하고, 목이 불편하며, 逆上이 그치지 않을 때
맥문동탕을 쓴다.

大逆上氣
한 번 올라오면 심하게 올라온다.
한 번 기침을 하면 기침이 멈추지 않고 심하게 한다.

脾胃大弱 + 肺燥 = 大逆上

咽喉不利
목에 뭔가 걸려있는 느낌

스트레스로 인후불리가 오면 반하후박탕
肺燥로 인후불리가 오면 맥문동탕

肺胃陰傷 虛火上炎 灼津而爲涎沫 咳唾涎沫

肺와 胃의 陰이 상해서 虛火가 위로 올라가서 증상이 나타났다. 진액이 말라서
거품침이 생기게 된다. 마른기침과 거품침을 뱉고,

肺虛則氣無所主, 短氣喘促

肺虛로 숨을 짧게 쉬고, 숨이 쌕쌕거리게 된다.

肺胃陰傷 津失上承, 咽喉干燥

肺와 胃의 陰이 상해서 津液이 肺로 올라가지 못하면 인후가 燥해지게 된다.

肺虛有熱之證, 舌乾紅小苔 脈虛數

肺虛에 熱이 있는 증상은 혀가 마르고, 紅小苔가 있고, 脈이 虛數하게 나타난다.

표9-7. 맥문동탕 조문

맥문동탕에 대해서 공부를 한 후에 맥문동탕의 조문을 다시 살펴보면 왜 이런 증상들이 나타났는지를 알 수 있습니다. 맥문동탕은 마른기침에 쓰는 약이라기보다는 大逆上에 쓰는 약입니다.

10. 청상보하환 그리고 육미와 청폐탕

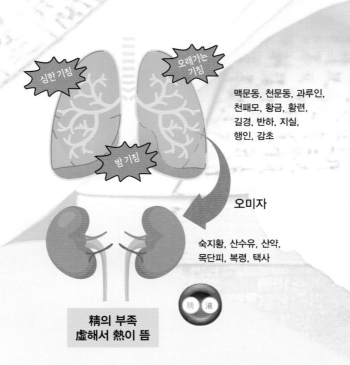

심한 기침

오래가는 기침

밤 기침

맥문동, 천문동, 과루인, 천패모, 황금, 황련, 길경, 반하, 지실, 행인, 감초

오미자

숙지황, 산수유, 산약, 목단피, 복령, 택사

精液

精의 부족
虛해서 熱이 뜸

맥문동탕은 脾胃가 약하고 肺燥가 있어서 大逆上으로 인한 기침에 쓰는 약이었습니다. 肺燥가 오는 대표적인 원인은 腎虛로 인한 虛熱입니다.

腎이 虛하다?

腎은 신장일까요? 한방에서 말하는 腎은 신장을 말하지 않습니다. 서양의학에서 신장은 소변을 만들고 노폐물을 걸러내는 역할을 합니다. 물론 신장에서 EPO(Erythropoietin, 적혈구 분화를 촉진하는 사이토카인)를 만들어 내기 때문에 적혈구를 만드는 데 도움이 되기도 하고 부신에서 각종 호르몬을 분비해 염증을 줄이거나 세포의 생장에 관련된 것들에 관여하기도 합니다. 한방에서의 腎은 좀 더 다양하게 바라보고 있습니다.

한방의 腎에서 중요한 것은 精과 命門火입니다.

腎에 대해서 자세하게 하자면 너무 길어지므로 여기서는 腎虛의 특징을 알아보는 정도로 하고 넘어가도록 하겠습니다. 그중에서도 몇 가지만 간단하게 살펴보겠습니다.

한방에서는 腎에서 精을 만든다고 보고 있습니다. 서양의학에서는 영양소를 탄수화물, 지방, 단백질, 비타민, 미네랄 등으로 여기고 있지만 한방에서는 이러한 것들을 精, 營, 津液으로 보고 있습니다. 그리고 이러한 것들이 血에 실려서 온몸을 돌아다니며 공급되고 있는 것으로 보고 있습니다.

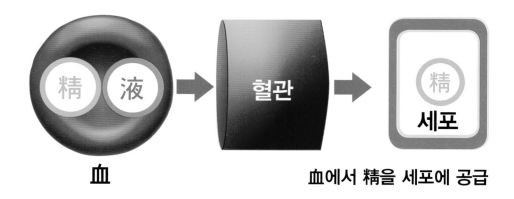

그림10-1. 血에서 精을 세포에 공급

감기에 걸리면 寒에 대응하기 위해 몸은 저항을 합니다. 저항을 하다 보면 몸에서 精을 소모하게 되고, 그러면 血 속에 채워져야 할 精이 부족하게 됩니다. 血 속에 精이 부족한 것을 虛라고 합니다.

우리 몸은 Enthalpy를 이루고 있습니다. 그리고 Entropy의 법칙도 적용이 됩니다. 무슨 말이냐 하면 血 속에 精과 液의 합은 일정하다는 것입니다. 그렇기 때문에 精이 부족해지게 되면 液은 精이 부족해진 만큼 증가하게 됩니다.

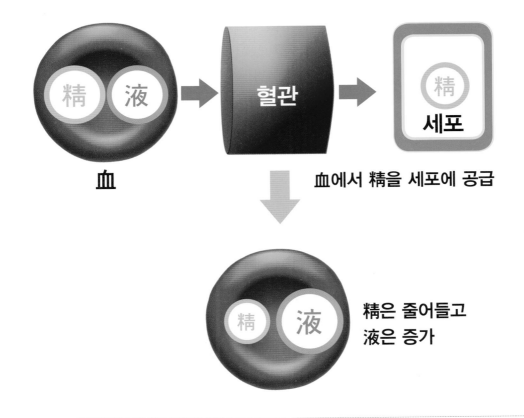

그림10-2. 精은 줄어들고 液은 증가

精은 줄어들고 液이 증가하게 되면 어떻게 될까요? 몸에 공급할 수 있는 영양은 줄어들어 虛한 상태가 되고 液은 늘어나 熱이 증가합니다.

앞에서 寒이 침범할 때 이를 막기 위해 우리 몸은 液을 表로 쏠리게 해서 저항하며 이것을 營弱衛强의 상태라고 했습니다.

精은 혈관 즉 筋의 계열에 속하고 肌肉은 液을 보관할 수 있는 곳입니다. 몸에서 精이 부족한 상태가 되니까 精이 줄어들고 液이 증가했습니다. 그렇다면 이것 또한 營弱衛强의 상태가 되는 것입니다. 그래서 고방에서 계지탕을 虛의 기본방으로 사용한 것입니다.

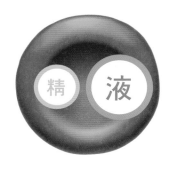

精이 채워지지 못했다. = 虛
液이 증가했다. = 熱
⎤ 虛熱

그림10-3. 虛熱

精이 채워져 있어야 할 곳에 채워지지 못하니까 虛이고, 液이 증가하게 되니까 熱이 생기게 됩니다. 이것이 바로 虛熱입니다.

虛熱은 위로 뜨게 되는데 위로 뜬 虛熱이 肺를 燥하게 만들어 버리게 되면 肺가 건조해지고 위축되게 됩니다. 肺燥가 생기면 기침이 생기는데 그 원인이 腎虛로 인한 것이었으므로 腎虛의 특징을 따르게 됩니다.

腎虛의 특징은 병의 지속기간이 길고 밤이 되면 더 심해진다는 것입니다. 그 외에도 여러 가지 특징이 있지만 여기서는 그냥 넘어가도록 하겠습니다.

이처럼 虛熱이 떠서 肺燥가 오게 되면 기침이 오래가고 밤에 더 심해지게 됩니다.

몸이 건강한 사람이면 寒이 침범하여 몸이 안 좋더라도 잘 먹고 잘 자면 虛熱이 뜨는 경우까지 이르지 않는 경우가 많지만, 원래 精이 부족했던 사람은 寒이 침범하게 되면 虛熱이 뜨는 경우가 많게 됩니다.

오래된 기침, 밤중에 심해지는 기침

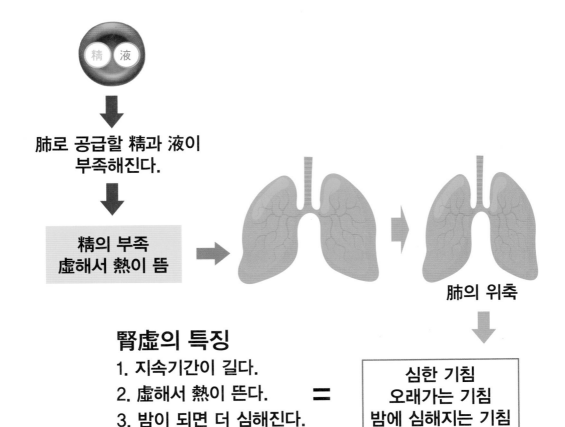

肺로 공급할 精과 液이 부족해진다.

精의 부족
虛해서 熱이 뜸

肺의 위축

腎虛의 특징
1. 지속기간이 길다.
2. 虛해서 熱이 뜬다.
3. 밤이 되면 더 심해진다.

=

심한 기침
오래가는 기침
밤에 심해지는 기침

그림10-4. 오래된 기침, 밤중에 심해지는 기침

유하간 曰咳者 肺氣傷 嗽者 脾濕動
유하간은 기침은 肺氣가 상한 것이고, 가래는 脾濕이 움직인 것이라고 하였다.

午前嗽 多屬胃火 黃連解毒湯 知母 石膏
낮에 하는 기침은 胃火에 속하며 황련해독탕에 지모, 석고를 넣어서 치료를 한다.

午後嗽 及日輕夜重 多屬陰虛 五味子 麥門冬 知母 四物
밤에 심한 기침은 陰虛에 속하며 사물탕에 오미자, 맥문동, 지모을 넣어 치료한다.
유하간은 火를 중점적으로 보았고, 황련해독탕을 만들었다. 장자화는 下法을 썼다.

표10-1. 기침과 가래 조문

유하간은 낮에 하는 기침은 胃火에 속하고 밤에 하는 심한 기침은 陰虛에 속한다고 말했습니다. 胃火에 의한 기침을 치료하기 위해서 유하간은 황련해독탕에 석고와 지모를 넣었고, 陰虛에 의한 기침을 치료하기 위해서 사물탕에 오미자, 맥문동, 지모를 넣었습니다. 유하간은 火를 중점적으로 보았고 황련해독탕을 만들었습니다.

유하간이 말한 처방은 지금 나오는 약이 없으므로 우리는 陰虛(그중에서도 腎虛)와 肺燥를 잡는 약을 쓰는 것이 좋습니다.

肺燥에 의한 기침은 肺燥를 잡으면서 肺를 넓혀주는 宣肺劑를 같이 써주는 것이 좋습니다. 熱이 떠서 肺燥가 생겼으므로 熱을 꺼주기 위해서 황금, 치자를 쓰고, 석고 대신 상백피를 쓰고, 肺를 촉촉하고 補해주기 위해서 당귀와 맥문동, 천문동, 오미자를 쓰고, 宣肺를 시키기 위해서 행인과 패모를 쓰고 진피, 복령, 길경, 건강, 대추, 감초를 넣은 약이 청폐탕입니다.

오미자는 肺氣가 상해서 정체되어 있는 것을 흩트려 腎으로 보내어 腎精으로 저장하게 하므로 肺의 기운을 통하게 하고 腎을 補하게 해줍니다.

유하간은 胃火를 잡기 위해서 황련해독탕에 석고, 지모를 넣고, 밤기침을 잡기 위해서 사물탕에 오미자, 맥문동, 지모를 넣었습니다. 청폐탕을 보면 황련해독탕 중에서 황금과 치자가 들어가고, 마황 대용으로 상백피가 들어가고, 사물탕 중에서 당귀가 들어가고 오미자, 맥문동이 들어가 있습니다.

청폐탕

황금, 치자,	상백피,	당귀, 맥문동, 천문동, 오미자,	행인, 패모,
上焦熱을 끈다	마황 대용	촉촉하게 하고, 補하는 약	宣肺藥

진피, 복령, 길경, 건강, 대추, 감초

표10-2. 청폐탕

그런데 이 청폐탕은 陰虛를 잡기에는 부족합니다. 陰虛 그중에서도 腎虛를 잡는 대표적인 약이 육미지황탕입니다.

육미는 숙지황, 산약, 산수유, 목단피, 복령, 택사로 되어 있는 약입니다.

여기서는 腎虛에 대해서 다루는 것이 아니고 육미에 관해 제대로 설명하려면 너무 많은 시간이 걸리므로 간단하게만 설명하겠습니다.

육미는 三補, 三瀉라고 합니다. 3가지는 補하는 역할이고 3가지는 瀉하는 역할이라는 것입니다. 숙지황, 산약, 산수유가 三補로 補하고, 목단피, 복령, 택사가 三瀉로 瀉하는 약입니다.

숙지황은 精의 전구물질로 몸에서 精으로 되고, 산약은 Glucose로 津液이라고 생각하면 됩니다. 그리고 산수유는 수렴을 시키는 약으로 숙지황과 산약, 즉 精의 전구물질과 津液을 精으로 수렴시키는 약입니다. 택사는 세포조직에 있는 세포의 대사산물인 노폐물을 혈관으로 보내는 역할을 하고 복령은 液에 힘을 줘서 흘러가게 하며 목단피가 瘀血을 처리해서 노폐물을 소변으로 내보냅니다.

六味地黃湯

三補
- 숙지황: 精의 전구물질 (補陰)
- 산약: Glucose (津液)
- 산수유: 수렴

三瀉
- 목단피: 瘀血처리
- 복령: 혈장이수, 물에 힘을 줘서 흘러가게
- 택사: 세포간질에 정체된 液을 혈관으로 (세포조직의 이수)

표10-3. 육미지황탕의 구성

이렇게 본다면 육미에서 三瀉는 血 속에 있는 노폐물을 처리해서 精이 만들어졌을 때, 血 속으로 들어올 수 있도록 공간을 만들어주고 三補로 精을 만들어서 공급해주는 약이라고 볼 수 있습니다.

육미로 腎虛를 補해주고 위로 뜬 熱은 청폐탕으로 잡으면 밤에 심해지는 기침을 잡을 수 있을 것입니다. 육미에 청폐탕을 합쳐놓은 약이 바로 청상보하환입니다. 淸上補下丸은 이름에서도 알 수 있듯이 淸上이니까 肺의 熱을 꺼주고 補下니까 腎을 補하는 丸입니다.

청폐탕이 그대로 들어간 것은 아니지만 거의 비슷하게 들어가 있습니다.

청폐탕에서 치자, 상백피, 당귀, 진피, 복령, 건강, 대추가 빠지고 육미, 황련, 과루인, 반하, 지실이 들어간 것이 청상보하환입니다.

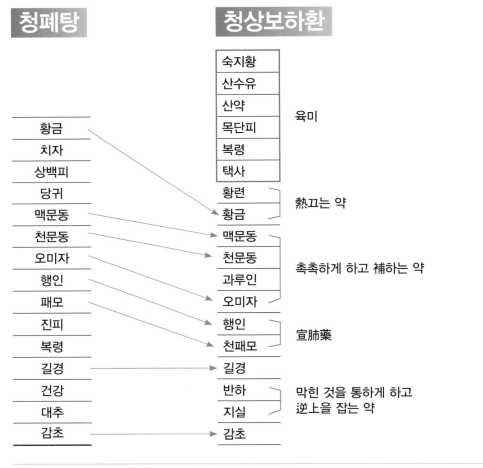

표10-4. 청폐탕과 청상보하환

영계미감탕에서 계지가 빠지고 건강, 행인, 세신, 반하가 들어가면 영강감미신하인탕이 됩니다. 여기에 복령, 행인을 빼고 마황과 계지를 넣으면 소청룡탕이 된다고 앞에서 말했습니다.

영강감미신하인탕에서 반하와 세신을 빼고 상백피를 넣고, 陰虛를 보충하고 熱을 꺼서 肺燥를 잡기 위해 맥문동, 천문동, 천궁, 패모, 치자, 그리고 길경을 넣으면 청폐탕이 됩니다.

밤이 되면 陰虛가 더 심해지므로 六味를 넣어서 腎虛를 채워주어 虛熱이 뜨지 않도록 하면서 熱 끄는 약을 넣어준 것이 바로 청상보하환입니다.

逆上을 잡거나 宣肺를 시키는 것은 소청룡탕에 비해서는 약합니다. 왜냐하면 상백피가 마황이나 세신에 비해서 宣肺시키는 힘이 약하기 때문입니다.

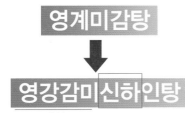

영계미감탕

소청룡탕에서는 복령, 행인을 빼고,
마황을 집어넣고 계지를 넣었다.
선폐와 선발을 강화

영강감미신하인탕 → 소청룡탕

역상   아침, 추울 때 기침

반하, 세신을 빼고

상백피(마황 대신) (마황, 세신에 비해 상백피는 선폐가 약하다)

+ 맥문동, 천문동, 길경, 패모(열을 끈다), 치자

陰虛를 보충해서 肺燥를 잡는다.
길경은 목까지만 작용하도록 해준다.

청폐탕

밤이 되면 陰虛가 더 심해지므로 六味를 넣어서 腎虛를 채워줘서
虛熱이 뜨지 않도록 하면서 熱끄는 약을 넣어준다.
치자를 황련해독탕으로 바꿔서 열을 더 끈다.

清上補下丸   밤에 심해지는 기침

六味 黃連解毒湯 麥門冬 天門冬 五味子 括蔞仁 貝母 杏仁
降逆, 宣肺에 있어서는 소청룡탕에 비해서 약하다.

표10-5. 영계미감탕에서 청상보하환까지

腎虛로 인해서 虛熱이 뜨고, 이 虛熱로 인해서 肺燥가 생기게 되니까 肺가 위축되어서 기침이 생기게 됩니다. 이는 腎虛로 인해 발생한 것이므로 腎虛의 특징을 따르기 때문에 기침을 해도 밤에 심해지고, 기침이 오래 지속됩니다.

그래서 청상보하환은 숙지황, 산약, 산수유, 목단피, 복령, 택사로 腎虛를 잡고, 맥문동, 천문동, 과루인이 陰虛를 채우면서 肺를 촉촉하게 하고, 천패모, 황금, 황련이 熱을 끄고, 행인, 오미자가 肺氣를 통하게 하고, 반하, 지실이 막힌 것을 뚫어줘서 逆上을 잡아줍니다.

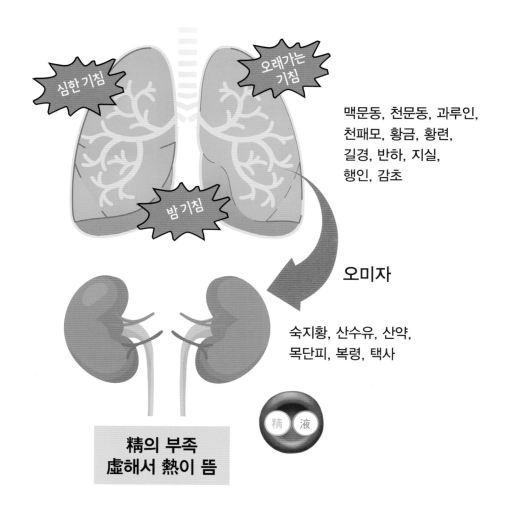

그림10-5. 심한 기침, 오래가는 기침, 밤 기침

11. 삼소음

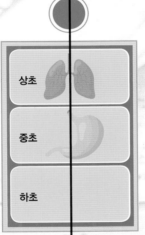

소청룡탕

마황, 계지, 세신

반하, 건강, 감초, 작약

오미자

상초

중초

하초

삼소음

자소엽, 전호, 목향, 갈근
지각, 길경

인삼, 복령, 반하, 진피,
생강, 대추, 감초

다음으로 삼소음에 대해서 살펴보겠습니다.

삼소음은 인삼, 복령, 반하, 지실, 진피, 자소엽, 전호, 목향, 갈근, 길경, 생강, 대추, 감초로 되어 있습니다.

사군자탕이 인삼, 감초, 복령, 백출인데 삼소음에는 백출이 빠진 사군자탕이 들어가 있다고 볼 수 있으며 이진탕이 반하, 복령, 진피이므로 이진탕도 들어가 있다고 볼 수 있습니다. 위장이 약할 때 脾胃의 성약인 四君子湯에 濕痰의 성약인 二陳湯을 더한 것과 같습니다. 인삼, 복령, 반하, 진피, 목향, 건강, 감초는 脾胃를 다스립니다. 여기에 소엽, 갈근, 전호가 들어가니 宣肺와 宣發하고 지각, 길경을 더해 解盉을 시킨 처방이 삼소음입니다.

사군자탕

인삼, 복령,	반하, 진피, 목향,	지실, 길경,	자소엽, 전호, 갈근, 생강, 대추,	감초
	이진탕	胸鬱푼다	宣肺시킨다	

표11-1. 삼소음의 구성

이진탕이 들어가서 脾胃의 濕을 잡는다는 것은 무엇을 의미하는 것일까요?

咳者 有聲無痰 肺氣傷 嗽者 無聲有痰 脾濕動이라는 조문이 있습니다. 이걸 해석해 보면 기침은 肺氣가 상한 것이고, 가래는 脾濕이 움직인 것이라는 의미입니다.

咳者 有聲無痰 肺氣傷 嗽者 無聲有痰 脾濕動
기침은 肺氣가 상한 것이고, 가래는 脾濕이 움직인 것이다.

표11-2. 咳와 嗽의 차이

좀 더 자세히 살펴보면

時珍 曰: 脾無濕不生痰, 故脾爲生痰之源, 肺爲貯痰之器.
이시진은 脾에 濕이 없으면 痰이 생기지 않는다.
그러므로 脾는 痰을 만드는 원천이며, 肺는 痰을 저장하는 그릇이라고 하였다.

按有聲無痰曰咳, 蓋傷於肺氣. 有痰無聲曰嗽, 蓋動於脾濕也.

살펴보건대 소리가 나면서 痰이 없는 것을 기침이라고 하고, 대개 肺氣가 상한 것이다.
痰이 있고 소리가 없는 것을 가래라고 하고 대개 脾濕이 動한 것이다.

有聲有痰曰咳嗽, 或因火 因風 因寒 因濕 因虛勞 因食積,
宜分證論治.

소리가 있고 痰이 있는 것을 기침가래라고 하며,
더러 火, 風, 寒, 濕, 虛勞, 食積의 원인으로 생기므로 證을 구분하여 치료해야 한다.

표11-3. 咳嗽에 대한 설명

脾는 濕이 있어야 痰이 생기므로 脾가 痰을 만드는 원천이며 肺는 痰을 저장하는 그릇이라고 했습니다. 脾에서 濕이 생긴 것이 움직여 위로 올라온 것이 바로 痰이고 가래입니다.

이진탕은 복령, 반하, 진피로 구성된 약입니다. 이진탕은 위장 자체가 아닌 위장 안의 痰飮에 작용해서 위장 속의 濕痰을 제거하여 脾胃의 기능을 편안하게 해주는 약입니다.

진피는 위장 안에 작용해서 머물러 있는 것에 움직임을 주고, 복령은 水中氣藥으로 液에 힘을 줘서 흘러가게 하며, 반하는 관이 막혀 있는 것을 뚫어서 흘러가게 합니다. 그렇게 해서 위장 속의 濕을 제거합니다.

逆上 때문에 濕痰이 올라오면 가래이고, 위산이 올라오면 역류성식도염이고, 담즙이 올라오면 口苦입니다.

그러므로 삼소음에 이진탕이 들어있는 것은 脾胃의 濕을 잡겠다는 것으로 바로 가래를 잡겠다는 뜻입니다. 그리고 백출이 빠진 사군자탕이 들어가 있으므로 脾胃가 약한 사람에게 쓸 수 있습니다. 목향은 막힌 것을 뚫어주고 지실, 길경은 胸鬱을 풀어주며 소엽, 전호는 宣肺劑로 위축된 肺를 넓혀줍니다.

肺가 위축되면 어떤 일이 생기는지 앞에서 이야기했습니다. 기침이 생기고 逆上이 생깁니다. 逆上이 생기면 위로 올라오려는 경향이 커집니다. 肺가 위축이 되면 逆上이 생기고 脾胃가 약해지면 濕痰이 생기게 됩니다. 逆上과 痰이 합해지면 이것이 바로 가래가 됩니다.

咳者 有聲無痰 肺氣傷 嗽者 無聲有痰 脾濕動

기침은 肺氣가 상한 것이고, 가래는 脾濕이 움직인 것이다.

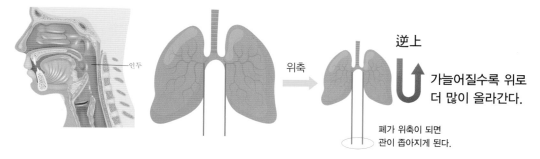

逆上

위축

가늘어질수록 위로
더 많이 올라간다.

폐가 위축이 되면
관이 좁아지게 된다.

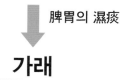

모세관 현상에 의해 위쪽으로 압력이 걸린다.

폐가 좁아지면 기관지, 식도까지 좁아지므로
위장으로 내려가기가 힘들어져서 올라오려고 한다.

脾胃의 濕痰

가래

그림11-1. 逆上과 가래

삼소음은 脾胃가 약하고 濕이 생겼을 때, 肺가 위축되어 脾胃에서 생긴 濕이 위로 올라와 생긴 가래를 없애주는 약입니다.

그리고 기침은 폐에서 나옵니다.

이 기침을 肺가 위축이 되어 이를 풀어주려는 몸의 작용이라 한다면 당연히 宣肺를 기본으로 해야 합니다. 宣肺를 시키는 약은 마황, 세신, 소엽 등이 있는데 이 중에서 마황, 세신을 기본으로 하는 약은 소청룡탕이고 소엽을 위주로 한 것이 삼소음입니다. 삼소음은 이름에서 알 수 있듯이 인삼, 소엽 위주의 약입니다.

소청룡탕은 宣肺가 主작용이고 삼소음은 脾胃에 중점을 두고 있습니다. 따라서 삼소음은 가래에 쓰는 약이 되는 것입니다. 소청룡탕과 삼소음을 더하면 마황, 계지, 작약, 갈근이 있으므로 갈근탕의 의미가 됩니다. 갈근탕 증상에도 소청룡탕과 삼소음을 같이 쓰면 됩니다.

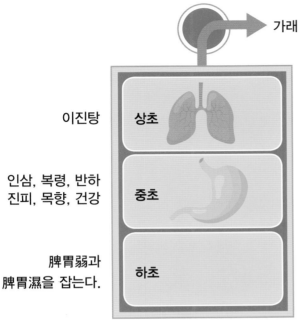

가래

이진탕

상초

소엽, 갈근, 전호 ➡ 宣肺와 宣發
지각, 길경 ➡ 解鬱

인삼, 복령, 반하
진피, 목향, 건강

중초

사군자탕 (인삼, 복령, 감초)

脾胃弱과
脾胃濕을 잡는다.

하초

소청룡탕은 마황, 세신을 기본으로 하기 때문에 宣肺가 주작용
삼소음은 인삼, 소엽을 기본으로 하기 때문에 脾胃가 중점

그림11–2. 삼소음

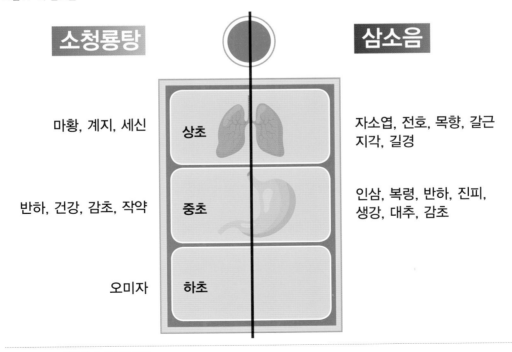

소청룡탕

삼소음

마황, 계지, 세신

상초

자소엽, 전호, 목향, 갈근
지각, 길경

반하, 건강, 감초, 작약

중초

인삼, 복령, 반하, 진피,
생강, 대추, 감초

오미자

하초

그림11–3. 소청룡탕과 삼소음 비교

소청룡탕에서는 宣肺를 시키기 위해서 마황, 세신이 들어가고 삼소음에서는 소엽, 전호가 들어갑니다. 위장을 잡기 위해서 소청룡탕에서는 반하, 건강, 감초, 작약이 들어가고 삼소음에서는 인삼, 복령, 반하, 진피가 들어갔습니다.

갈근탕에서 패독산이 변한 것과 소청룡탕에서 삼소음으로 변한 것을 살펴보면 본초들만 달라졌을 뿐이지 큰 틀에서의 의미는 거의 유사하다고 볼 수 있습니다. 古方과 後世方이 완전히 다른 것이 아니라 古方의 처방을 그 시대의 관점에 맞게 다른 본초로 재구성한 것으로 봐도 될 것입니다.

12. 갈근탕가천궁신이

갈근탕가천궁신이　갈근탕 + 천궁, 신이

갈근탕 : 寒의 침범으로 인한 液의 쏠림을 풀어준다.
천　궁 : 血을 풀어준다.
신　이 : 코에 작용하게 한다. 갈근탕과 천궁을 코에 작용시키는 약

감기에 걸리면 코가 막히기도 합니다.

처음에 말했듯이 寒이 침범하면 우리 몸은 이를 막기 위해 液을 쏠리게 합니다.

우리의 코에는 수많은 혈관들이 있습니다. 그래서 코에 있는 혈관으로 혈액이 쏠리게 되면 혈관이 팽창하게 되고 그에 따라 코점막이 붓게 됩니다. 그렇게 되면 코가 막히게 됩니다.

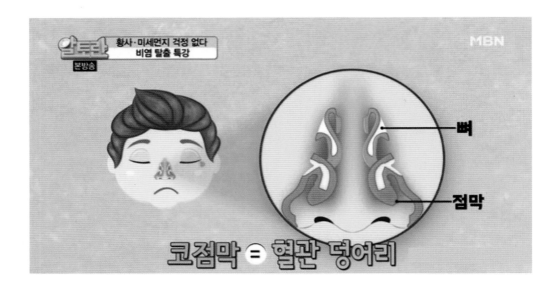

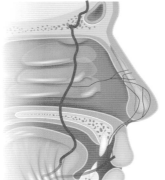

혈관에 液이 쏠린다. = 혈관이 팽창한다.

= 혈관과 붙어있는 세포가 팽창한다.

= 코가 막힌다.

방송 화면 출처: MBN '알토란' 78회(16.05.01) 방송 캡처

그림12-1. 코막힘

방광의 氣化부족으로 液이 氣化가 되지 않으면, 液이 기체화되지 못하고 그냥 液의 형태로 흘러내리게 되는데 이것이 콧물입니다.

그런데 寒이 코로 침범하면 氣化부족과는 상관없이 液이 코로 쏠려서 혈관이 팽창하고 그에 따라 코가 막히게 되는 것입니다.

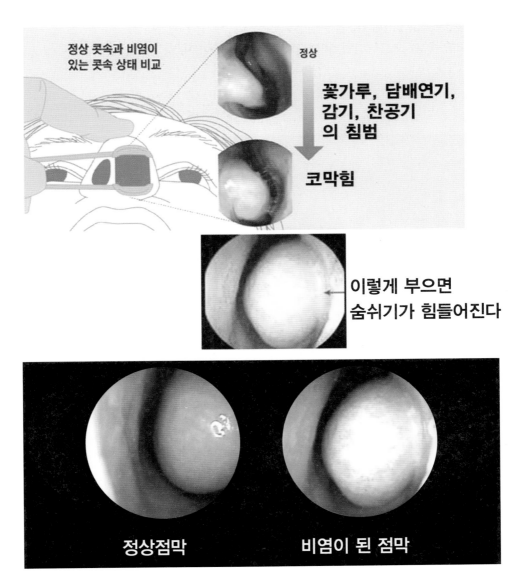

출처: 헬스조선

그림12-2. 코 점막

찬 공기가 들어와 코의 점막에 있는 혈관이 확장되어 충혈이 되고 부풀어 오르면 코가 막히게 되어서 숨을 쉬기가 힘들어집니다.

찬 공기뿐만 아니라 꽃가루와 같은 Allergy 물질이 들어와도 코점막의 혈관이 충혈 되게 됩니다.

서양의학에서는 혈관을 직접적으로 수축시키는 방법을 씁니다. 코에 뿌리는 형태로 나오는데 대표적인 약이 오트리빈입니다.

오트리빈을 뿌리면 코점막의 혈관이 수축되어 부은 것이 가라앉게 되는데, 이렇게 되면 코가 뚫리게 됩니다.

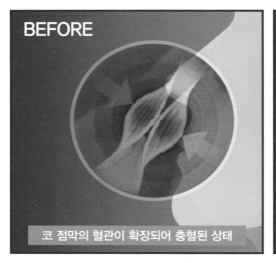
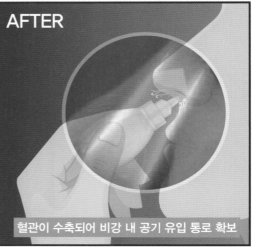

코 점막의 혈관이 확장되어 충혈된 상태

혈관이 수축되어 비강 내 공기 유입 통로 확보

오트리빈은 비스테로이드제제로, 코점막의 알파아드레날린 수용체에 작용하여 혈관을 수축시켜 코막힘을 해결해 주는 의약품입니다.

그림12-3. 코막힘을 뚫는 양약의 원리

寒이 코로 침범하면 이를 막기 위해 液을 코로 쏠리게 하고, 液이 코로 쏠리니까 혈관이 확장되면서 코가 막히게 됩니다.

寒이 침범해서 液이 쏠리는 것을 營弱衛强이라고 했습니다. 몸에서 營弱衛强이 나타나면 열이 나고 쑤시고 아픈 증상으로 나타났습니다.

그런데 營弱衛强이 코에서 나타나면 코막힘의 증상으로 나타납니다.

營弱衛强을 풀어줄 수 있는 약이 뭐였었죠?

갈근탕가천궁신이 갈근탕 + 천궁, 신이

갈근탕 : 寒의 침범으로 인한 液의 쏠림을 풀어준다.
천　궁 : 血을 풀어준다.
신　이 : 코에 작용하게 한다. 갈근탕과 천궁을 코에 작용시키는 약

寒이 코로 침범 ➡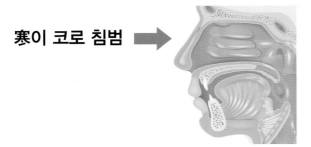

⬇ 寒의 침범을 막기 위해 液이 쏠림

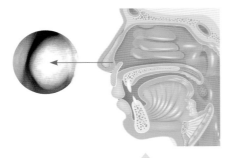

혈관 확장

⬇

코가 막힘

갈근탕

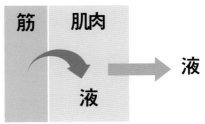

液의 쏠림을 풀어내야 한다.

천궁, 신이

코에 작용해야 한다.

신이는 약력을 코로 인경
천궁은 血을 풀어준다.

그림12-4. 갈근탕가천궁신이

12. 갈근탕가천궁신이 | 131

바로 갈근탕입니다. 그런데 갈근탕은 表에 작용하는 약입니다. 그래서 이 갈근탕을 코에만 작용시켜야 합니다. 갈근탕을 코로 인경을 시켜서 갈근탕이 코에서만 작용을 할 수 있게 해주는 약이 바로 신이입니다.

그리고 여기에 천궁을 더 넣어주는데, 천궁은 血을 풀어주는 역할을 합니다.

갈근탕을 코에 작용시키면서 血을 풀어주면 寒이 침범해서 液이 코로 몰려 코가 막힌 증상을 완화시켜줄 수 있습니다.

갈근탕에 천궁과 신이를 加했다고 해서 방제 이름이 갈근탕가천궁신이입니다.

13. 신이청폐탕

신이청폐탕

길경, 감초, 작약, 대추, 지실, 생강,
석고, 황금, 창출, 치자, 시호, 승마, 지모, 맥문동, 비파엽, 신이

석고, 황금, 치자: 熱을 끈다(陽明熱, 陰虛熱).

황금, 시호: 淸熱

맥문동: 熱로 인한 燥를 풀어준다.

신이: 코로 인경

길경, 감초, 작약, 대추, 지실: 배농산급탕, 炎을 풀어준다.

코막힘, 축농증에 쓴다.

코는 기도를 통해서 肺와 통하지만 식도를 통해서 위장으로도 통해있습니다.

즉 코의 병은 肺와도 연결이 되지만 위장과도 연결이 된다는 말입니다. 그래서 코의 병은 陽明病의 영역입니다.

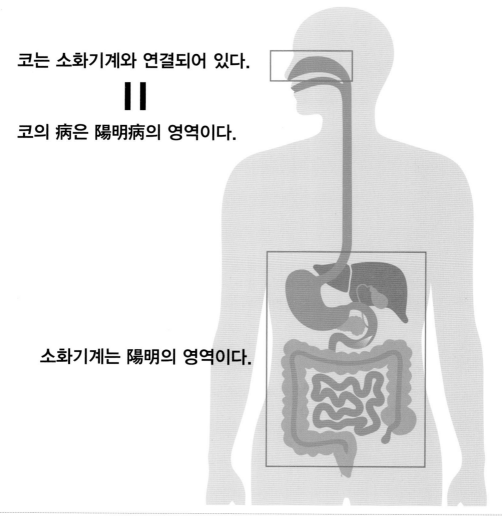

코는 소화기계와 연결되어 있다.

=

코의 病은 陽明病의 영역이다.

소화기계는 陽明의 영역이다.

그림13-1. 코의 病은 陽明病의 영역이다.

코가 막히는 원인은 여러 가지가 있습니다.

寒이 침범하니까 이를 막기 위해 液이 쏠려서 나타나는 코막힘은 앞에서 했습니다.

그리고 두 번째는 陽明熱에 의한 코막힘입니다.

陽明熱이 있으면 이 陽明熱이 위로 올라와(모든 熱은 위로 올라가고, 밖으로 나가려고 한다) 코의 혈관을 확장시킵니다. 코의 혈관이 확장되면 코가 막히게 되는데, 이럴 때는 陽明熱을 꺼주는 석고가 들어가는 백호가인삼탕과 같은 약을 쓰면 됩니다.

코가 막히는 세 번째 원인은 炎입니다. 肝火가 있으면 炎癧腫이 생길 수 있습니다. 炎도 熱이기 때문에 코에 炎이 있으면 코막힘을 유발할 수 있습니다.

이 炎은 肝火에 의해서 생겼기 때문에 肝火를 끄고 炎을 가라앉혀야 합니다.

肝火를 끄기 위해서는 시호, 황금과 같은 淸熱劑가 필요하고 炎을 풀어주기 위해서는 길경, 감초, 작약, 대추, 지실인 배농산급탕이 필요합니다.

그리고 약을 코로 인경시켜서 코에서 작용하도록 해야 합니다. 陽明熱도 끄고, 肝火도 끄고, 炎도 풀어주고, 코로 인경 시켜주는 약이 바로 신이청폐탕입니다.

> 원래 신이청폐탕은 석고, 맥문동, 황금, 치자, 지모, 백합, 신이, 비파엽, 승마인데, 여기에 배농산급탕을 더하고, 시호와 창출을 더 했습니다.
> 이것이 OTC로 나와 있습니다. 신이청폐탕은 따로 OTC로 나오지 않기 때문에 편의를 위해서 OTC로 나와 있는 이 방제를 신이청폐탕이라고 부르도록 하겠습니다.

신이청폐탕

길경, 감초, 작약, 대추, 지실, 생강,
석고, 황금, 창출, 치자, 시호, 승마, 지모, 맥문동, 비파엽, 신이
석고, 황금, 치자: 熱을 끈다(陽明熱, 陰虛熱).
황금, 시호: 淸熱
맥문동: 熱로 인한 燥를 풀어준다.
신이: 코로 인경
길경, 감초, 작약, 대추, 지실: 배농산급탕, 炎을 풀어준다.
코막힘, 축농증에 쓴다.

표13-1. 신이청폐탕

신이청폐탕은 길경, 감초, 작약, 대추, 지실, 생강, 석고, 황금, 창출, 치자, 시호, 승마, 지모, 맥문동, 비파엽, 신이로 되어 있습니다.

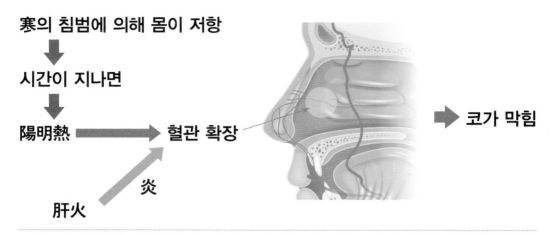

그림13-2. 코막힘의 원인

14. 少陽病과
소시호탕

소시호탕
시호, 황금, 인삼, 반하,
생강, 대추, 감초

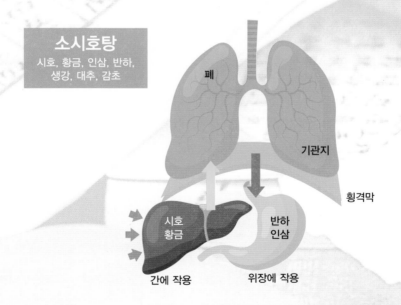

폐

기관지

횡격막

시호
황금

반하
인삼

간에 작용

위장에 작용

우리 몸이 寒에 저항하는 단계는 三陽이 있고 三陰이 있습니다. 三陰은 약국에 잘 오지 않으므로 三陽에 대해서만 살펴보겠습니다.

三陽은 太陽, 少陽, 陽明입니다. 陽이라는 것을 저항이라고 보면 太陽은 저항을 시작한다는 것이고 陽明은 저항이 명확하게 나타난다는 것입니다.

앞에서 太陽病에 대해서는 쭉 설명을 했습니다. 寒이 침범하니까 이를 막기 위해 液을 쏠리게 해서 저항을 하는데, 肌肉으로 液을 쏠리게 하여 저항하는 것과 肺로 쏠리게 하여 저항하는 것으로 나뉘었습니다. 이때 肌肉으로 쏠리면 몸살, 발열로 나타났고 肺로 쏠리면 기침이 나타났습니다. 그래서 肌肉으로 쏠렸을 때 갈근탕을 쓰고 肺로 쏠렸을 때 소청룡탕을 썼습니다.

이때가 營弱衛强의 상태였습니다. 이때의 상태는 내 몸의 힘이 寒의 힘보다 강한 상태입니다.

寒이 침범해서 열이 나고 두통, 기침, 가래가 있고 몸살 증상이 있다가 며칠이 지나 寒의 힘이 더 강하거나 내 몸의 힘이 더 약해지면 寒이 몸 안으로 들어오게 됩니다. 太陽, 少陽, 陽明에서 太陽은 寒이 아직 내 몸에 들어오기 전입니다. 그런데 寒을 막지 못하면 寒이 내 몸으로 들어오게 됩니다. 그것이 少陽과 陽明입니다.

그런데 이렇게 寒이 침범해서 들어오는 것에 대해서 일본과 중국에서 보는 관점이 다릅니다.

일본식과 중국식은 순서에서 차이가 납니다. 일본은 太陽 → 少陽 → 陽明이고, 중국은 太陽 → 陽明 → 少陽입니다.

일본은 表에서 저항을 하니까 太陽, 半表半裏에서 저항을 하니까 少陽, 裏에서 저항하니까 陽明으로 공부합니다. 太陽 → 半表半裏 → 裏의 순서로 들어갑니다. 太陽에서 저항을 해서 막다가 못 막으면 寒이 더 침투해 少陽까지 들어오게 되고 이제 少陽에서 저항을 하게 됩니다. 이 부위가 半表半裏입니다. 半表半裏라는 말은 많이 들어보셨죠? 반은 表고, 반은 裏라는 것입니다. 지금 여기서는 쉽게 생각하면 횡격막으로 보시면 됩니다.

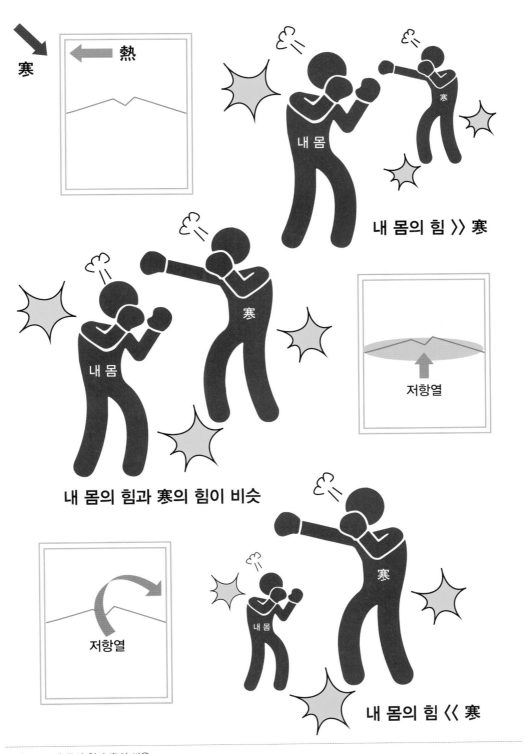

그림14-1. 내 몸의 힘과 寒의 싸움

이때는 寒의 힘과 내 몸의 힘이 비슷합니다. 그래서 내 몸이 이길 때도 있고 寒이 이길 때도 있게 됩니다. 그래서 熱이 났다가 추웠다가 왔다갔다 하거나 아니면 微熱 또는 微惡寒이 지속되게 됩니다.

그러다가 少陽에서도 못 막으면 더 안으로 들어와서 裏까지 들어옵니다.

裏에서도 못 막으면 정말 큰일 나기 때문에 온 힘을 다해서 저항합니다. 이렇게 되면 몸에

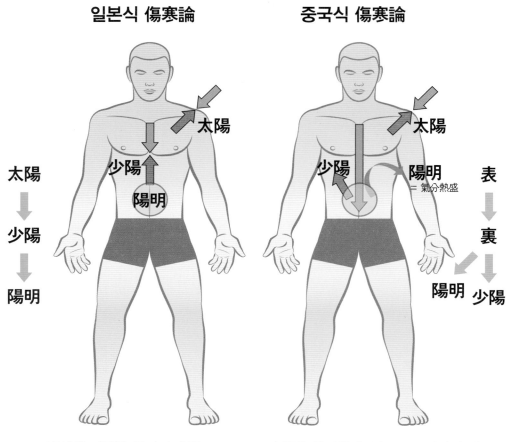

일본식 傷寒論

太陽

少陽

陽明

太陽
↓
少陽
↓
陽明

중국식 傷寒論

太陽

少陽

陽明
= 氣分熱盛

表
↓
裏
↓
陽明   少陽

表에서 저항을 하니까 太陽
半表半裏에서 저항을 하니까 少陽
裏에서 저항하니까 陽明

太陽은 똑같은데, 안으로 들어와서 저항을 하는데 저항의 정도에 따라 저항이 약하면 나가다가 半表半裏에 걸리면 少陽 저항이 강해서 나가면 陽明

그림14-2. 일본식 상한론과 중국식 상한론

서 고열이 나게 됩니다. 저항은 陽이라고 했고 熱로 저항을 하는데 고열이면 熱이 나는 것이 명확하게 보인다고 해서 陽(熱이) 明(명확하게 나타난다)입니다.

중국 傷寒論은 太陽에서 저항하는 것은 똑같습니다. 太陽에서 막아내지 못해서 裏로 들어오면 裏에서 저항을 하는데, 저항의 강도에 따라서 少陽과 陽明으로 나뉩니다. 저항이 약한 경우에는 저항열이 나가다가 半表半裏에 걸릴 것이고, 저항이 강한 경우에는 저항열이 表까지 가게 됩니다. 陽明이 氣分熱盛입니다.

그리고 半表半裏에 걸린 것을 少陽이라고 합니다. 나가는 것이 걸려있다고 해서 少陽, 나가버렸다는 의미로 해서 陽明으로 나눕니다.

太陽 → 少陽 → 陽明으로 가는 것이 일본식이고, 表 → 裏로 와서 둘로 나뉘어 少陽과 陽明으로 나가는 것이 중국식인데 傷寒論이 陰陽을 기본으로 삼았다고 본다면 중국식이 더 설득력이 있다고 볼 수 있습니다.

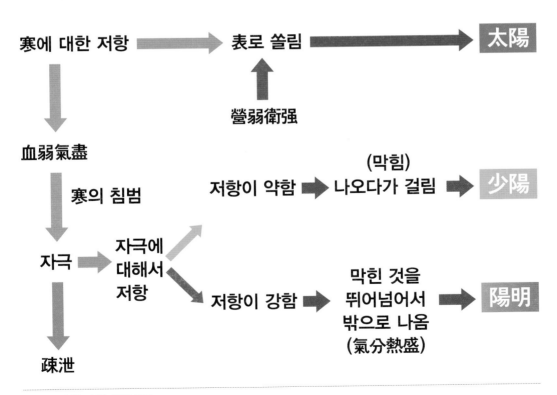

표14-1. 太陽, 少陽, 陽明 도표

太陽은 營弱衛强의 상태이고 少陽, 陽明은 血弱氣盡의 상태이므로 太陽과 少陽, 陽明의 몸의 상태는 전혀 다르다는 것입니다. 저항이라는 것은 寒에 대한 저항입니다.

寒이라는 자극에 대해서 저항하여 저항열이 적게 나오면 少陽입니다. 이것은 막힘입니다. 陽明은 막힘을 뛰어넘어 버린 것입니다. 막히는 것을 뛰어넘어 氣分에서 熱이 盛한 상태가 되어버린 것입니다. 그래서 막힘을 뛰어넘은 것은 陽明이고 뛰어넘지 못한 것은 少陽이 됩니다.

太陽은 寒에 대한 저항으로 인해 쏠림이 일어났고 少陽, 陽明은 刺戟에 대한 저항이 강약으로 나타난 것으로 해석하는 것이 좋습니다.

이렇듯 傷寒을 바라보는 일본과 중국의 관점이 다릅니다.

지금부터는 少陽에 대해서 살펴보도록 하겠습니다.

少陽에서 제일 중요한 방제는 小柴胡湯입니다.

소시호탕은 시호, 황금, 인삼, 반하, 생강, 대추, 감초로 되어 있습니다.

소시호탕에서 제일 중요한 본초는 시호입니다. 시호는 어떤 역할을 하는 걸까요?

본초비요에서 발췌해서 보면 淸氣를 끌어서 상승시킬 수 있고 少陽의 邪熱을 가라앉히며 화해시킵니다.

청기를 끌어서 상승시키는 것은 보중익기탕에서 쓰이는 용도인데 淸氣가 막혀서 못 올라가는 것을 시호가 뚫어서 올라갈 수 있도록 해줍니다.

柴胡

味薄氣升爲陽. 主陽氣下陷, 能引淸氣上升, 而平少陽厥陰之邪熱.
味는 薄하고, 氣는 올라가서 陽이 된다. 陽氣가 아래로 쳐진 것을 치료하는데,
淸氣를 끌어서 상승시킬 수 있으며, 少陽과 厥陰의 邪熱을 가라앉힌다.

(肝膽心包三焦相火. 時珍 曰: 行少陽黃芩爲佐, 行厥陰黃連爲佐)
(肝, 膽, 心包, 三焦는 相火다. 이시진은 少陽을 行하게 하는 데에는
황금이 佐가 되고, 厥陰을 行하게 하는 데에는 황련이 佐가 된다고 하였다)

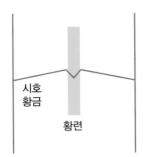

시호
황금

황련

宣暢氣血, 散結調經
氣血을 소통하며, 맺힌 것을 흩뜨리고, 월경을 고르게 한다.

(昂按人第知柴胡能發表, 而不知柴胡最能和裏, 故勞藥血藥往往用之.
(汪昻이 살펴보건대 사람들은 다만 시호가 發表하는 줄로만 알고,

시호가 和裏를 매우 잘하는 것을 알지 못한다.

그러므로 勞에 관한 약이나 血에 관한 약에 시호를 종종 사용한다.

補中益氣 逍遙散 皆用柴胡, 取其和中, 皆非解表也)
보중익기탕이나 소요산에서 시호를 사용하는 의미는 和中하는 것이 목적이지

解表하는 것이 아니다)

(膽爲淸淨之府, 無出無入, 其經在半表半裏, 法當和解,
小柴胡湯之屬是也.
(膽은 청정의 府로서, 들어오는 것도 없고, 나가는 것도 없다.

그 經은 反表反裏에 있어, 마땅히 화해해야 하는데,

소시호탕의 부류가 여기에 해당한다.

傷寒邪熱.(仲景有大小柴胡等湯)
傷寒의 邪熱(저항열)을 치료한다.

(장중경의 처방에서 대시호탕, 소시호탕 등의 방제가 있다)

勞在脾胃有熱或陽氣下陷則柴胡爲升淸退熱必用之藥,
勞가 脾胃에 있어서 熱이 있거나 陽氣가 下陷할 것 같으면 시호를 사용하는데,

淸氣를 올리고 熱을 물리치는 데 반드시 필요한 약이다.

嘔吐心煩.(邪在半表半裏, 則多嘔吐)
구토와 心煩을 치료한다. (邪氣가 半表半裏에 있을 것 같으면 대부분 구토를 한다)

喻嘉言 日: 瘧發必有寒有熱, 蓋外邪伏於半表半裏,
유가언은 학질이 생기는 것은 寒도 있고, 熱도 있다. 대개 外邪가 半表半裏에 잠복하다가

適在 少陽所主之界, 入與陰爭, 陽盛則熱;

少陽에서 안으로 들어가서 陰과 다투어 陽이 盛하면 熱이 난다.

出與陽爭, 陰勝則寒.
밖으로 나와서 陽과 다투어 陰이 이기면 寒이 된다.

要皆自少陽而造其極偏, 補偏救弊,
중요한 것은 모두 少陽으로부터 그 치우침이 발생하게 되며,
치우침을 보충하여 주면 폐해를 구할 수 있다는 것이다.

亦必返還少陽之界, 使陰陽協和, 而後愈也,
또한 반드시 少陽의 경계로 돌아와서 陰陽이 조화된 이후에야 낫는다.

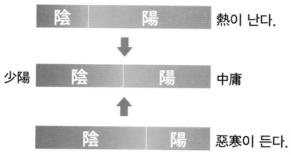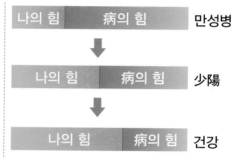

표14-2. 시호 조문

소시호탕 등과 같은 방제에서의 시호는 傷寒의 邪熱을 치료하는 역할을 합니다. 그리고 外邪가 半表半裏에 잠복하다가 少陽에서 陽이 이기면 熱이 나고, 陰이 이기면 惡寒이 생긴다고 말하고 있습니다.

이것은 往來寒熱인데 감기를 앓다가 發熱이 있다가 惡寒이 생기는 것이 왔다갔다 하는 것을 말하고, 이것을 달리 변형해서 살펴보면 微熱이나 微惡寒이 지속되는 것도 往來寒熱입니다. 이것은 뒤에서 소시호탕을 다룰 때 다시 이야기하도록 하겠습니다.

少陽으로부터 치우침이 발생하여 이러한 증상들이 나타나게 되는데 반드시 少陽의 경계로 돌아와 陰陽이 조화된 이후에 낫는다고 했습니다.

이것은 만성병에서 살펴볼 수 있는데 만성병을 나으려면 반드시 내가 이겨내려는 힘과 病의 힘이 비슷한 少陽의 단계를 거쳐야 합니다. 이때는 증상이 좋아졌다가 나빠졌다가 왔다갔다 하게 됩니다. 이럴 때에도 柴胡가 들어간 약을 써야 한다는 것입니다.

시호는 막혀 있는 것을 뚫어서 淸氣를 위로 올라가게 도와주는 역할을 하기도 하고, 少陽에서 화해를 시켜 往來寒熱의 증상을 없애기도 합니다. 이것이 시호의 역할입니다.

그다음으로는 황금에 대해서 살펴보겠습니다.

황금은 기본적으로 熱을 끄는 약입니다. 그런데 시호와 황금을 같이 쓰면 寒熱을 물리치고 往來寒熱을 풀어내는 역할을 합니다.

黃芩

瀉中焦實火, 除脾家濕熱. 中焦의 火를 잡는다. 脾의 濕熱을 제거한다.

寒熱往來.(邪在少陽)
往來寒熱을 푼다(邪가 少陽經에 있다). ◀──── 소시호탕에서 황금이 없으면 往來寒熱을 못 푼다.

得柴胡退寒熱, 得芍藥治痢, 得厚朴黃連止腹痛,
得桑皮瀉肺火, 得白朮安胎之聖藥.
(황금을 시호와 같이 쓰면 寒熱을 물리치고, 작약과 같이 쓰면 설사를 치료하고,
후박, 황련과 같이 쓰면 熱복통을 그치게 하고,
상백피(선폐작용)와 같이 쓰면 肺火를 瀉하고, 백출과 같이 쓰면 안태하는 聖藥이다.

少陽證下後心滿, 瀉心湯竝用之, 蓋黃芩苦寒入心瀉熱,
소시호탕을 썼는데, 가슴이 답답하면 그 후에 사심탕을 사용하였다.
대개 황금은 苦寒하여 心에 들어가 熱을 瀉하고

除脾家濕熱, 使胃火不流入肺不致刑金, 卽所以保肺也.
脾의 濕熱을 제거하고, 胃火로 하여금 肺로 들어가지 못하게 하여
肺를 공격하지 못하게 하는데, 이것이 곧 肺를 補하는 것이 된다.

肺虛不宜者, 苦寒傷土, 損其母也.
肺가 虛하면 황금을 사용하는 것이 마땅하지 않은데,
苦寒하여 脾胃를 상하게 하고, 그 母를 훼손하기 때문이다.
木火土金水에서 土를 잡으니까 그 母인 肺가 잡히는 것이다.

표14-3. 황금 조문

본초는 이 정도로 해 놓고 소시호탕의 조문을 살펴보도록 하겠습니다.

小柴胡湯 조문

◎ 血弱氣盡 腠理開 邪氣因入 與正氣相搏 結於脇下 正邪分爭 往來寒熱 休作有時 默默不欲飲食

◎ 傷寒五六日 往來寒熱 胸脇苦滿 默默不欲飲食 心煩喜嘔 胸中煩而不嘔 渴 腹中痛 脇下痞硬 心下悸 小便不利 不渴 身有微熱 咳者

◎ 主治 少陽病 半表半裏 胸脇苦滿 往來寒熱 微熱 無熱 食慾不振 舌白苔 嘔吐 咳痰 便秘或下痢 淋巴腺腫脹 腹痛 頭汗 四肢苦微熱 神經質 黃疸

◎ 傷寒四五日 身熱惡風 頸項强 脇下滿 手足溫 而渴者.

◎ 法當腹中急痛者(先與小建中湯) 不着者(小柴胡湯).

　　1) 陽明病 發潮熱 大便溏 小便自家 胸脇滿不去者

　　2) 傷寒 中風 有柴胡證 但見一證 便是 不必悉具.

◎ 往來寒熱 → 邪犯少陽 邪正相爭 正胜欲拒 邪出于表 邪胜欲入 裏并于陰

◎ 胸脇苦滿 心煩 口苦 咽乾 目眩→邪在少陽 經氣不利 郁而化熱 膽火上炎

◎ 默默不欲飲 食而喜嘔 → 膽熱犯胃 胃失和降 氣逆于上

◎ 婦人經水适斷 → 邪熱內傳 熱與血結

표14-4. 소시호탕 조문

小柴胡湯의 조문을 보면 제일 먼저 나오는 것이 血弱氣盡입니다. 太陽病에서는 營弱衛强이었는데, 少陽病에서는 血弱氣盡입니다.

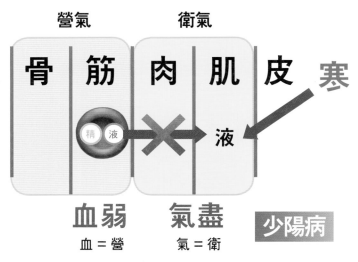

그림14-3. 血弱氣盡

血이 약하고 氣가 다했다고 되어 있습니다. 그럼 여기서 말하는 血과 氣는 뭘까요?

血이라는 것은 營이고 氣라는 것은 衛라는 개념입니다. 血은 어디에 속하냐 하면 營에 속하고, 氣는 어디에 속하냐 하면 衛氣에 속합니다.

血弱氣盡이며 血은 營에 속하고 氣는 衛氣에 속하므로 營이 약해졌기 때문에 衛氣로 보낼 수 있는 힘이 약해지게 됩니다.

즉, 血弱氣盡은 營에서 衛로 보낼 수 있는 힘이 빠져버린 것입니다.

그렇게 되면 表에서 저항할 수 있는 힘이 떨어지게 됩니다. 저항할 수 있는 힘이 떨어지면 寒은 안으로 들어오게 됩니다.

營弱衛強일 때는 寒이 들어오지 못합니다. 衛氣가 강하니까 들어올 수가 없는데, 血弱氣盡은 衛氣가 약해져서 들어와 버린 것입니다. 血弱氣盡이라 表에서 저항을 못 하여 裏까지 들어왔다면 어떻게 해서든 저항해서 寒을 내보내야 합니다.

寒을 내보내려면 이에 맞서 저항을 해야 합니다. 그런데 裏까지 들어와 버렸으므로 裏에서 熱로 저항을 합니다.

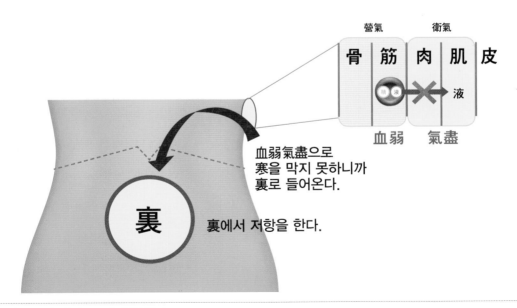

그림14-4. 血弱氣盡으로 寒이 들어온다.

熱은 바깥으로 나가려는 성질을 가지고 있습니다. 그래서 내보내는 힘이 강하면 바깥까지 가고, 내보내는 힘이 약하면 횡격막에서 멈춥니다. 횡격막에서 걸린 것을 少陽이라고 생각하고 바깥까지 나간 것을 陽明이라고 생각하면 됩니다.

傷寒論은 陰陽의 문제입니다. 그러므로 表와 裏밖에 없습니다. 表는 太陽이고 들어오는 것은 少陽, 陽明입니다. 저항하는 것이 약해서 나가다가 걸리는 것이 少陽이고 저항하는 것이 강해서 表까지 가는 것이 陽明입니다.

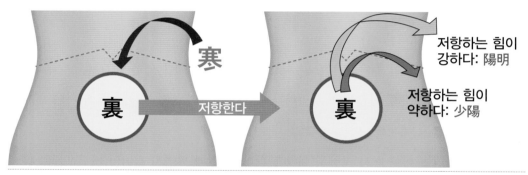

그림14-5. 저항의 강도에 따른 陽明과 少陽

血弱氣盡이 어떤 상태인지 알았다면 다시 소시호탕 조문으로 돌아가겠습니다.

血弱氣盡 腠理開 邪氣因入 與正氣相搏 結於脇下 正邪分爭 往來寒熱 休作有時 默默不欲飮食입니다.

血弱氣盡 腠理開라는 것은 營氣가 약해서 衛氣로 보낼 수 있는 힘이 약해져 땀구멍이 열렸다는 것입니다. 血弱氣盡 腠理開 邪氣因入 與正氣相搏 結於脇下이니까 衛氣가 약해져서 땀구멍이 열리니까 邪氣(寒)가 들어와 正氣와 서로 싸웁니다. 이때 저항하는 힘이 강하면 밖으로 나가버리는 데 저항하는 힘이 약하니까 나가지 못하고 脇下에 걸려버렸습니다. 쉽게 말하면 횡격막에 멈춰버렸다는 말로, 脇下라는 것은 횡격막에 부딪혔다는 의미입니다.

내 몸에서 싸우는 힘이 아주 강하면 못 들어오게 막고(太陽) 1차 방어선이 뚫리면 적(寒)이 본진까지 들어와 싸우기 시작합니다. 싸움은 내 몸의 힘이 강하면 바깥쪽까지 몰아낼 수 있지만 내 몸의 힘이 적의 힘과 비슷하면 어느 정도 몰아내다가 서로 대치를 하게 됩니

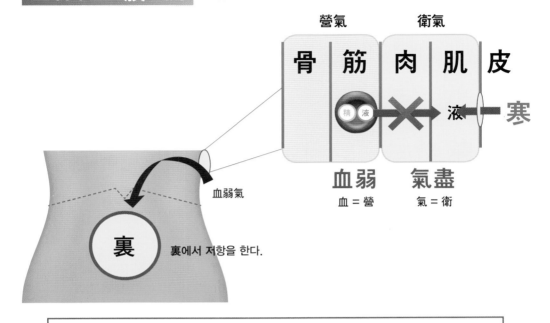

血弱氣盡 腠理開　血弱氣盡으로 寒을 막지 못하니까 裏로 들어온다.

營氣　衛氣

骨 筋 肉 肌 皮

精 液 ✕ → 液 ← 寒

血弱 氣盡

血 = 營　氣 = 衛

血弱氣

裏　裏에서 저항을 한다.

땀구멍은 열려있고, 血弱氣盡으로 막을 수 있는 힘이 없다.

그림14-6. 血弱氣盡 腠理開

다. 이때 서로 대치를 하게 되는 곳이 바로 횡격막, 즉 脇下이고 여기가 半表半裏입니다.

正이라는 것은 내 몸의 힘이고 邪라는 것은 病의 힘입니다. 그런데 寒이 쳐들어와서 싸우고 있습니다. 이것이 正邪分爭입니다.

그런데 正과 邪의 힘이 비슷합니다. 그렇기 때문에 어떨 때는 正이 이기고 어떨 때는 邪가 이깁니다. 正은 熱이고 邪는 寒입니다. 그래서 正이 이길 때는 熱이 나고 邪가 이길 때는 惡寒이 듭니다. 正과 邪의 힘이 비슷하니까 正이 이겼다가 邪가 이겼다가 왔다갔다 하게 되고, 그에 따라 몸에서는 熱이 났다가 惡寒이 들었다가 하게 됩니다. 이것이 바로 往來寒熱입니다.

往來寒熱은 熱과 寒이 동시에 뜨는 것이 아닙니다. 熱이면 熱이고 惡寒이면 惡寒입니다. 그중에서 하나밖에 안 나타납니다. 熱과 寒이 부딪혀서 熱이 이기면 熱이 나고, 寒이 이기면 惡寒이 생깁니다. 그래서 熱 또는 惡寒입니다.

太陽病에서는 惡寒과 發熱이 동시에 생길 수 있습니다. 그렇지만 少陽病에서는 惡寒과 發熱이 동시에 오는 것이 아니라 둘 중에 하나만 나타나게 됩니다.

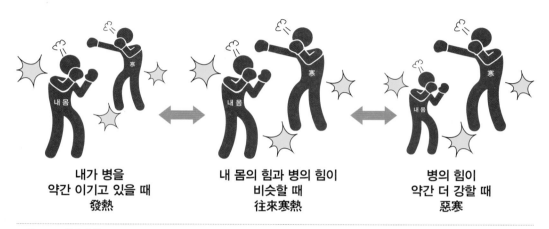

往來寒熱

| 내가 병을 약간 이기고 있을 때 發熱 | 내 몸의 힘과 병의 힘이 비슷할 때 往來寒熱 | 병의 힘이 약간 더 강할 때 惡寒 |

그림14-7. 往來寒熱

그런데 正과 邪의 힘이 비슷하다 보니 싸우다가 잠시 쉬기도 합니다. 이렇게 잠시 쉬는 것을 休作有時라고 합니다.

이 동안에는 熱도 없고 惡寒도 없습니다. 괜찮다가 30분이나 1시간 후에 熱이 나기도 하고, 하루가 지나서 열이 나기도 합니다.

길게는 3~4일마다 열이 나기도 합니다.

默默不欲飮食이라는 것은 평상시에 못 먹는 것이 아닙니다. 傷寒 즉 감기에 걸렸을 때 먹고 싶은 마음이 없어지는 것입니다.

감기에서 입맛이 없는 것은 어디가 막혔다는 말과 같은 말입니다. 그래서 柴胡劑를 써야 할 문제입니다.

血弱氣盡 腠理開 血弱氣盡으로 寒을 막지 못하니까 裏로 들어온다.

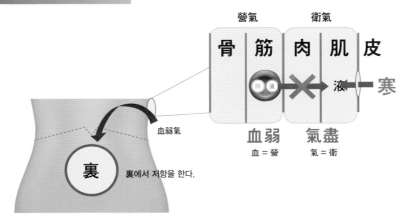

邪氣因入 與正氣相搏 結於脇下

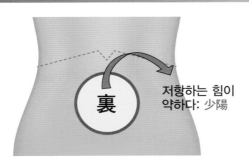

正邪分爭 往來寒熱 休作有時

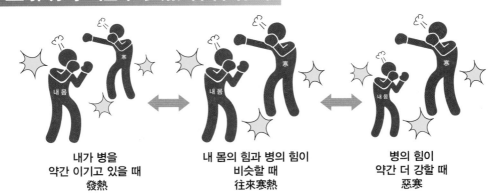

| 내가 병을 약간 이기고 있을 때 發熱 | 내 몸의 힘과 병의 힘이 비슷할 때 往來寒熱 | 병의 힘이 약간 더 강할 때 惡寒 |

默默不欲飮食 어딘가 막혀서 먹고 싶은 마음이 없어진다.

그림14-8. 혈약기진부터 묵묵불욕음식까지

그다음으로 살펴볼 조문은

> **傷寒五六日 往來寒熱 胸脇苦滿 默默不欲飲食 心煩喜嘔**
> **胸中煩而不嘔 渴 腹中痛 脇下痞 硬 心下悸 小便不利 不渴**
> **身有微熱 咳者**

표14-5. 소시호탕 조문

입니다.

傷寒에 걸린 지 5~6일이 지나서 往來寒熱이 있고, 胸脇苦滿이 있고, 음식을 먹고 싶은 생각이 없고, 가슴이 답답하고, 메슥거리고, 가슴이 답답하면서 메슥거림이 없기도 하고, 갈증이 있고, 복통이 있고, 脇下가 답답하고, 굳고, 심동계가 생기고, 소변이 잘 안 나오고, 갈증이 없기도 하고, 微熱이 생기기도 하고, 기침이 나기도 한다고 되어 있습니다.

往來寒熱이 어떤 것인지에 대해서는 설명을 했으므로 그냥 넘어가도록 하겠습니다. 그다음으로 나오는 것이 胸脇苦滿입니다. 胸脇苦滿이라는 것은 胸 즉 가슴과 脇(옆구리)가 답답해졌다는 것인데, 호소하는 증상이기도 하지만 腹診을 할 때 양쪽 갈비뼈 밑 부분을 위쪽으로 향해 누르면 저항감과 압통을 느끼는 것으로 판단하기도 합니다.

寒이 들어와서 저항을 하는데 저항하는 힘이 약해서 나가다가 횡격막에 걸려있는 것이기 때문에 횡격막 쪽이 막혀 있습니다. 이렇게 횡격막이 막혀있으므로 부풀어 오르게 됩니다. 이것이 바로 胸脇苦滿입니다.

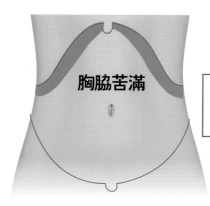

胸脇苦滿

막혀있으므로 부풀어 오른다.
이것이 胸脇苦滿이다.

그림14-9. 胸脇苦滿

지금 조문 말고 바로 앞에 조문(血弱氣盡 腠理開 邪氣因入 與正氣相搏 結於脇下 正邪分爭 往來寒熱 休作有時 默默不欲飮食)에서 結於脇下가 있었습니다.

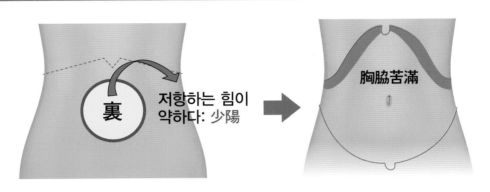

그림14-10. 邪氣因入 與正氣相搏 結於脇下

이는 저항하는 힘이 약해서 횡격막이 막혀버린 것입니다. 이렇게 되면 세 군데가 막히게 됩니다. 하나는 七衝門이고, 하나는 肝에서 심장으로 가는 쪽의 횡격막이 막힙니다. 나머지 하나는 심장에서 소화기계로 내려오는 쪽의 횡격막이 막히게 됩니다.

七衝門이 무엇인지 잠깐 살펴보겠습니다.

이 "칠충문(七衝門)"중의 각각의 "문(門)"자의 명칭은 淸代 葉霖(섭림)의 《난경정의(難經正義)》 중에 비교적 상세한 주석이 있는데, "衝者, 通要之地. 門者, 戸也. 脣爲飛門者, '飛', 古興'扉'로 衝이라는 것은 중요한 통로이며, 門이란 문턱이다.

脣은 飛門이라고 하였는데, 이렇게 부른 이유는 '飛'가 고대의 '扉: 사립문 비'자와 같은 의미로 쓰였기 때문이다. 라고 하였듯이, '飛'는 고대의 '扉'자와 상통하여 사용되었으며, 扉는 문짝이란 의미이다. 대개 치아는 戸門이 되고 입술은 扉가 되므로 扉門이라 한다.

《靈樞 憂患 無言》에 "口脣者, 音聲之扇也(입술은 음성이 나오는 문짝이다)."라고 하였는데, 바로 이것이 그 의미이다. 會厭(회염)은 호흡의 문으로 음식물이 들어오면 닫혀 음식물이 기도로 들어가는 것을 막는다. 또한 五臟과 음성의 출입이 이루어지고 호흡의 문호가 된다. 胃는 賁門으로 음식물이 모이는 창고와 같으므로 太倉(태창)이라 한다. 賁門은 胃上口에 있으며 음식물이 胃로 들어갈 때 賁門으로 들어가 太倉으로 간다. 胃의 下口와 小腸이 접한 곳은 幽門으로 上下 출입처와 멀리 떨어져 깊은 곳에 위치하고 있다. 大小腸이 만나는 곳이 闌門으로 小腸의 아래, 大腸의 위에 있어서, 精血과 糟粕(조박)이 闌門에서 나뉘어 각 臟腑로 간다. 끝에 도달하는 곳은 魄門으로 魄門은 肛門을 말한다. 그러므로 七衝門이라 함은 일정한 의의가 있음을 알수 있다. 현대 의학의 인체 해부학상에서 소화기 중 대부분의 연접하는 곳의 명칭은 《난경(難經)》의 七衝門에 대하여 붙인 명칭을 여전히 계속 사용한다. 七衝門 중에 어떤 한 門이 병변을 일으키면 음식물의 受納, 消化, 吸收 및 排泄에까지 모두 영향을 미칠 수 있기 때문에 七衝門은 인체 소화계통 중에서 중요한 생리적 의의를 가지고 있다.

출처: 한의학 총강 제2절 육부

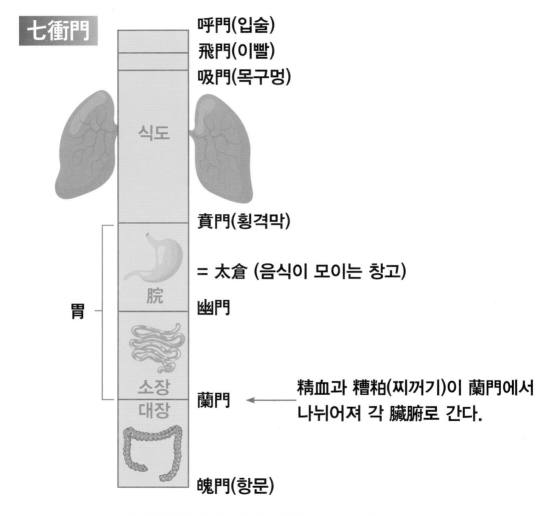

그림14-11. 칠충문

七衝門은 음식이 들어올 때 열고 소화 및 흡수가 될 때까지 닫고 있어야 합니다.

그런데 七衝門을 여는 힘은 肝이 가지고 있고 七衝門을 닫는 힘은 腎이 가지고 있습니다. 어떤 자극이 오면 이 자극을 흘려버려야 病이 생기지 않습니다. 이걸 흘려버리지 못하면 病이 생기게 됩니다. 자극에 대해 저항을 하면 통하지 못하고 막히게 됩니다. 그래서 자극에 대해서 저항을 하는데 약하게 저항하는 것이 少陽이며 횡격막에서 막히고 七衝門이 막히게 됩니다.

우선 七衝門이 막히면 음식을 먹었을 때 분문, 유문, 란문, 백문이 열려야 할 때 열리지 않게 됩니다.

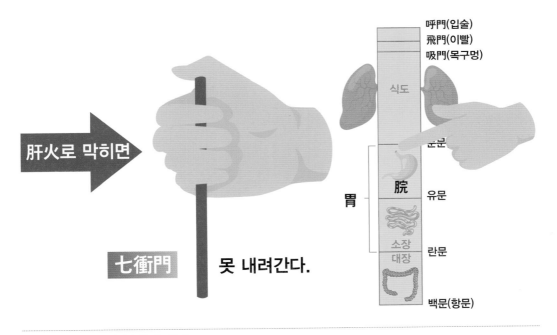

그림14-12. 肝火로 막히면 못 내려간다.

그리고 횡격막을 아래쪽에서 보면 다음 그림과 같습니다.

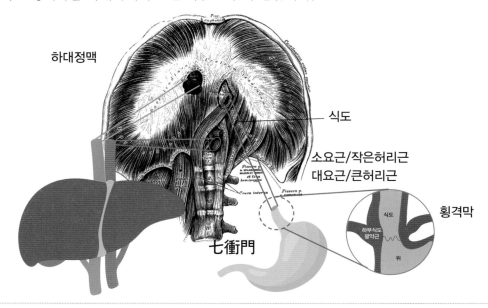

그림14-13. 횡격막과 간, 위장

위 그림을 앞쪽에서 보면 이런 그림이 됩니다.

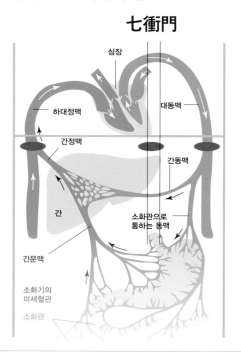

그림14-14. 소화기계와 간의 순환

七衝門과 肝에서 심장으로 가는 혈관이 있고, 심장에서 소화기계 쪽으로 내려오는 혈관이 횡격막을 통과하고 있습니다. 이렇게 식도(七衝門)를 비롯해 하대정맥과 대동맥이 횡격막을 통과하여 血과 음식이 지나가는데 횡격막이 막혀버리면 어떻게 될까요?

우선 칠충문이 막히면 음식이 내려가는 것이 제대로 되지 않습니다. [그림14-12]와 같이 빨대를 생각해 보면 되는데 빨대의 일부를 물에 담근 후에 위를 손으로 막고 그대로 들어 올리면 물이 아래로 내려가지 않고 그대로 머물러 있습니다. 우리의 몸에 있는 七衝門은 입술, 이빨, 목구멍, 분문, 유문, 란문, 백문까지가 하나의 관입니다. 이걸 쭉 길게 늘어뜨려 보면 빨대와 같이 기다란 관이 됩니다. 여기서 분문이 막히거나 유문이 막히면 음식이 아래로 내려가지 않기 때문에 소화, 흡수가 안 되게 됩니다. 그렇게 되면 음식이 위와 소장에 머무르게 되어 음식을 먹고 싶은 생각이 들지 않게 됩니다. 음식을 먹고 싶어지려면 위장이 깨끗하게 비어 있어야 받아들일 수 있는데 위장이 비워지지 않으면 음식을 먹고 싶은 생각이 안 들게 되는 것입니다.

또한 肝에서 심장으로 가는 혈관이 막힙니다. 肝은 혈관으로 가득 차 있기 때문에 肝에서 올라가는 血이 막히게 되면 肝의 안을 지나는 혈관들이 빵빵해지게 되고, 그 결과로 肝이 빵빵해지게 됩니다.

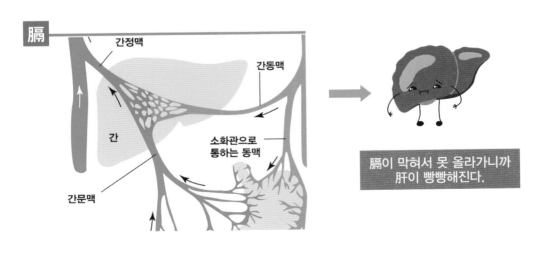

膈

간정맥

간동맥

간

소화관으로
통하는 동맥

간문맥

膈이 막혀서 못 올라가니까
肝이 빵빵해진다.

그림14-15. 간이 빵빵해진다.

횡격막을 한문으로 쓰면 橫膈膜입니다. 가로로 막혀있는 막입니다. 이걸 한 글자로 말하면 膈이라고 합니다. 鬲은 가로막다 라는 것인데 육달월변으로 바꾸면 膈이 됩니다. 우리 몸에서 가로막고 있는 것입니다.

膈이 횡격막만 있는 것은 아니지만 우리 몸에서 제일 큰 膈이 바로 횡격막입니다. 그래서 대부분 膈이라고 쓰면 횡격막으로 보면 됩니다.

膈이 막힌 것이 바로 肝火입니다.

그리고 이렇게 膈이 막혀서 혈액이 정체되어있으면 胸脇苦滿이 생깁니다.

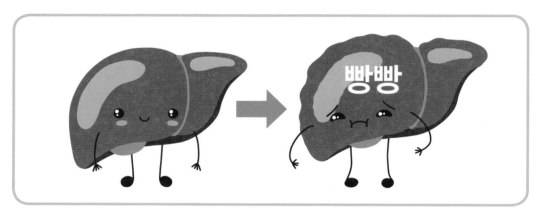

膈의 막힘 = 肝이 빵빵 = 肝火

그림14-16. 빵빵해진 肝

원래는 소화기계에서 영양을 흡수하면 肝으로 가고, 肝에서 다시 심장으로 가야 합니다. 그런데 膈이 막히게 되면 肝에서 혈액이 올라가지 못하게 되어 肝이 빵빵해집니다. 그렇게 되면 肝에서 혈액이 정체되어 소화기계에서 흡수한 영양이 肝으로 가기가 힘들어집니다. 이에 따라 소화기계의 혈액도 정체되기 때문에 소화기계의 혈관이 팽창하게 됩니다. 이렇게 빵빵해지는 것을 脹이라고 합니다.

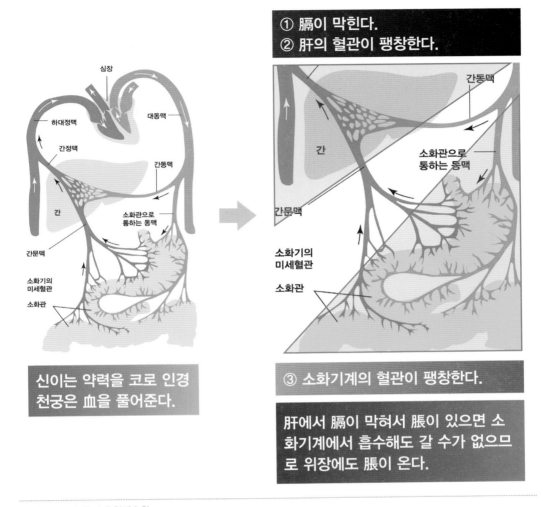

① 膈이 막힌다.
② 肝의 혈관이 팽창한다.

심장
하대정맥
간정맥
대동맥
간동맥
간
소화관으로
통하는 동맥
간문맥
소화기의
미세혈관
소화관

신이는 약력을 코로 인경
천궁은 血을 풀어준다.

간동맥
간
소화관으로
통하는 동맥
간문맥
소화기의
미세혈관
소화관

③ 소화기계의 혈관이 팽창한다.

肝에서 膈이 막혀서 脹이 있으면 소
화기계에서 흡수해도 갈 수가 없으므
로 위장에도 脹이 온다.

그림14-17. 소화기계 혈액순환

빵빵해지면 통증이 생기게 되는데, 이것을 脹痛이라고 합니다.

즉, 복통이 생기고, 가스가 차게 됩니다.

이것이 소시호탕의 조문에서 말하는 腹中痛입니다.

그리고 심장에서 소화기계로 내려오는 혈관도 막혀 소화기계로 공급이 제대로 안 됩니
다. 칠충문도 막히고, 소화기계로 영양의 공급도 제대로 안 되고, 肝에서 올라가는 것도 막
히니까 위장이 비워지지 않아 음식 생각이 없어집니다.

七衝門

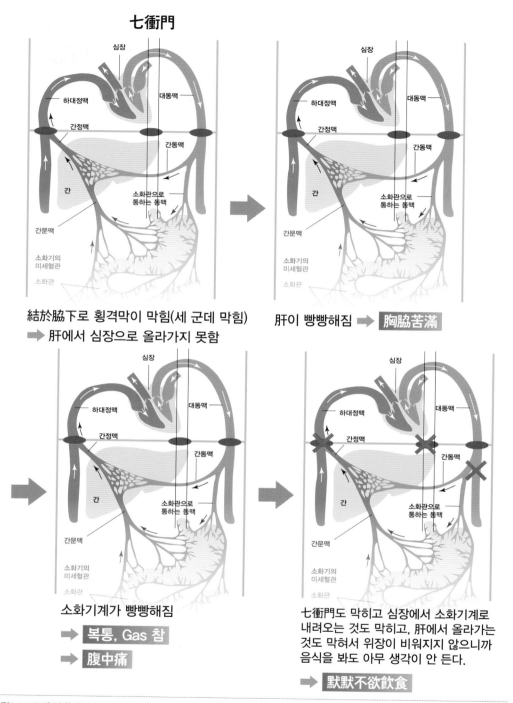

結於脇下로 횡격막이 막힘(세 군데 막힘)
➡ 肝에서 심장으로 올라가지 못함

肝이 빵빵해짐 ➡ 胸脇苦滿

소화기계가 빵빵해짐
➡ 복통, Gas 참
➡ 腹中痛

七衝門도 막히고 심장에서 소화기계로
내려오는 것도 막히고, 肝에서 올라가는
것도 막혀서 위장이 비워지지 않으니까
음식을 봐도 아무 생각이 안 든다.
➡ 默默不欲飮食

그림14-18. 胸脇苦滿과 默默不欲飮食

이제 心煩喜嘔 胸中煩而不嘔를 할 차례입니다. 寒의 침범이 자극인데, 이 자극에 대해서
흘려보내지 못하고 저항을 하는 것이 바로 肝火입니다.

장부론

心者 君主之官也 神明出焉
심(心)은 임금의 벼슬이니 神의 밝음이 나오며,

肺者 相傅之官 治節出焉
肺는 재상의 벼슬이니 다스려서 절제(節制)력이 나오며(치절),

肝者 將軍之官 謨慮出焉
肝은 장군의 벼슬이니 계획(計劃)을 꾀하고 깊이 생각함이 나오며(모려),

膽者 中正之官 決斷出焉
膽은 中正의 벼슬이니 결단하고 판단함이 나오며(결단),

膻中者 臣使之官 喜樂出焉
단중은 신하의 벼슬이니 기쁨과 즐거움의 감정이 나오며,

脾胃者 倉陳之官 五味出焉
脾胃는 곳간의 벼슬이니 五味가 나오며,

大腸者 傳道之官 變化出焉
大腸은 전도(운반, 수송)의 벼슬이니 변화시키는 것이 나오며,

小腸者 受盛之官 化物出焉
小腸은 받아서 담는 벼슬이니 물(物)을 화(化)함이 나오며,

腎者 作强之官 技巧出焉
신(腎)은 만들고 힘쓰는 벼슬이니 교묘한 기술이 나오며(지략),

三焦者 決瀆之官 水道出焉
삼초(三焦)는 결독(장부사이로 통하는 통로)의 벼슬이니 물의 길이 나오며,
* 독: 통할 통 의미로도 쓰이고, 도랑의 의미로도 쓰임. 수로의 역할
* 삼초를 장부의 하나로 보는 견해와 상초, 중초, 하초로 보는 견해도 있다.
   (수액 대사를 관련한다)

膀胱者 州都之官 津液藏焉 氣化則能出矣
膀胱은 큰 고을, 지방 관료의 벼슬이니 津液을 저장하여 氣化가 일어나면
능히 내보낼 수 있습니다.

장부론에서 보면 肝은 장군이고 心은 임금입니다. 肝은 장군이기 때문에 肝이 화나면 임금(心)을 향해 쳐들어갑니다. 그런데 心에는 心包가 있는데 心을 둘러싸고 있으면서 방어하는 역할을 합니다. 心包는 서울을 지키고 있는 수도방위사령부라고 생각하면 편합니다. 肝火가 心으로 쳐들어오면 心包가 맞서서 싸우는데, 싸우는 장소가 膻中입니다. 膻中은 단중으로 읽기도 하고 전중으로 읽기도 합니다. 어쨌든 膻中에서 싸우는데 둘 사이의 힘이 비슷하니까 어느 한쪽이 이길 수 없습니다. 그래서 싸우다가 휴전을 할 수밖에 없는데 이 휴전이라는 개념이 和解입니다. 그래서 싸움의 양상이 少陽이라는 것입니다.

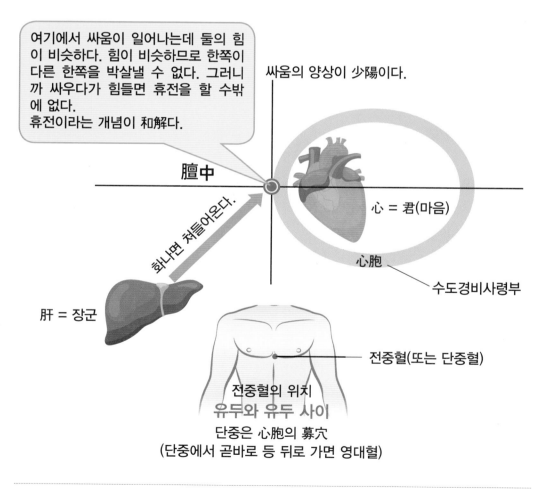

그림14-19. 膻中이란?

肝火가 膻中에서 싸우게 되면 膻中에 압통이 생기고 心煩이 생기게 됩니다. 心煩이라는 것은 가슴이 답답하다는 것입니다. 사람이 스트레스를 받으면 肝火가 생기므로 膻中을 누르면 통증이 오게 됩니다. 膻中의 압통으로 스트레스의 유무를 알 수도 있습니다.

心을 향해 공격하면 肺의 燥나 위축을 가져오게 되므로 逆上을 일으키게 됩니다. 逆上은 메스꺼움이 생기게 합니다.

그래서 心包로 들어간 肝火는 肺燥를 유발해 가슴 답답함과 메스꺼움을 일으킵니다.

喜는 기쁨으로 해석하면 안 됩니다. 心煩喜嘔는 가슴이 답답하고 메스껍다고 해석해야 합니다.

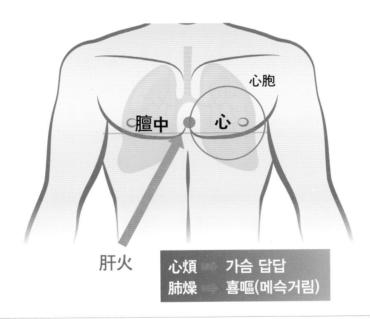

그림14-20. 心煩과 肺燥

胸中煩而不嘔는 肝火가 心으로 가는 것이 아니라 胸으로 가서 생깁니다.

肝火가 胸으로 가면 肺燥를 유발하지 않습니다. 그래서 逆上이 생기지 않으므로 메스꺼움이 생기지 않고, 가슴 답답함(胸中煩)만 유발시키게 됩니다.

心包는 가슴의 정가운데이고 胸은 가슴 양쪽을 말합니다.

肺燥를 유발하면 메스꺼움이 생기고 肺燥가 생기지 않으면 메스꺼움이 생기지 않습니다.

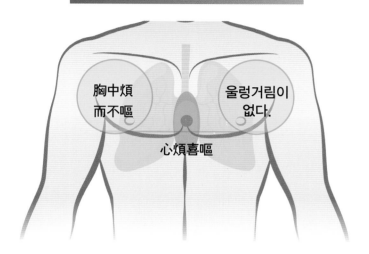

心煩喜嘔 胸中煩而不嘔

胸中煩
而不嘔

울렁거림이
없다.

心煩喜嘔

肝火가 心胞를 침범 ➡ 心煩喜嘔
肝火가 胸을 침범 ➡ 胸中煩而不嘔

그림14-21. 心煩喜嘔 胸中煩而不嘔

心煩喜嘔 胸中煩而不嘔라는 것은 肝火가 心包로 침범하면 가슴 답답함(心煩)과 메스꺼움이 생기고, 胸을 침범하면 가슴 답답함(胸中煩)만 생기는 것입니다.

갈증은 肺燥로 인해서 생기는 것입니다. 그리고 갈증이 없기도 하는데, 이것은 肺燥가 생기지 않아서 갈증이 없는 것입니다.

血弱氣盡 腠理開 邪氣因入 與正氣相搏 結於脇下로 인해서 脇下痞硬가 생깁니다.

또 肝火가 방광으로 가면 소변이 잘 나가지 않게 됩니다. 이것을 小便不利라고 합니다.

그리고 腹中痛은 胸脇苦滿 默默不欲飮食에 대해서 설명할 때 했었습니다. 뒤에 法當腹中急痛者(先與小建中湯) 不差者(小柴胡湯)을 설명할 때 다시 한번 이야기하도록 하겠습니다.

그리고 身有微熱이 나오는데 微熱이 지속되는 것은 往來寒熱의 특징입니다. 앞에서 往來寒熱에 대해서 설명할 때 나왔었습니다. 少陽이라는 것은 病의 힘과 나의 힘이 비슷합니다. 그래서 내가 이길 때도 있고 病이 이길 때도 있습니다.

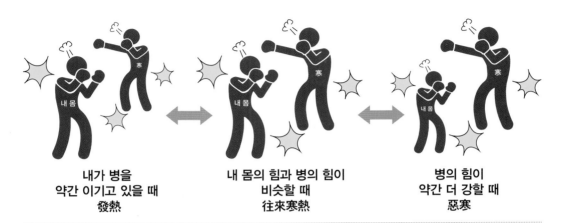

往來寒熱

| | 내가 병을
약간 이기고 있을 때
發熱 | 내 몸의 힘과 병의 힘이
비슷할 때
往來寒熱 | 병의 힘이
약간 더 강할 때
惡寒 |

그림14-22. 往來寒熱

　내가 이길 때는 열이 나고, 病이 이길 때는 惡寒이 나타납니다. 惡寒과 發熱이 동시에 나타나는 것이 아니라 둘 중에 하나만 나타납니다. 그리고 내가 病을 아주 살짝 이기고 있으면 微熱이 지속되고, 病이 아주 살짝 이기고 있으면 微惡寒이 나타납니다.

　그리고 싸우다가 휴식을 취하기도 하는데 그것이 休作有時입니다. 한동안 증상이 안 나타나다가 또 나타나는 것입니다. 쉬는 시간은 30분이 되기도 하고, 4시간이 되기도 하고, 3~4일이 되기도 합니다.

　그리고 肝火가 肺를 위축시키게 되면 기침이 생깁니다. 肝火가 肺를 燥하게 만들기 때문에 肺가 위축되고, 肺를 넓히기 위해서 肺에 강한 압력을 줘서 넓히는데 이것이 바로 기침입니다.

　그다음 조문은

主治 少陽病 半表半裏 胸脇苦滿 往來寒熱 微熱 無熱 食慾不振
舌白苔 嘔吐 咳痰 便秘或下痢 淋巴腺腫脹 腹痛 頭汗 四肢苦微熱
神經質 黃疸

표14-6. 소시호탕 조문

입니다.

少陽病 半表半裏 胸脇苦滿 往來寒熱 微熱은 앞에서 다 설명을 했고 無熱이라는 것도 休作有時로 설명을 했습니다. 식욕부진도 默默不欲飮과 같은 말로 보시면 됩니다.

그리고 혀에 白苔가 생기게 됩니다. 건강한 사람의 혀는 촉촉한 수분으로 윤기가 나고 적당히 옅은 분홍색을 띠고 있으며 백색의 설태가 얇게 껴 있습니다. 누구나 조금의 백태는 지니고 있습니다. 소시호탕의 조문에서 말하는 백태는 정상의 범위를 벗어난 백태를 말하는 것입니다.

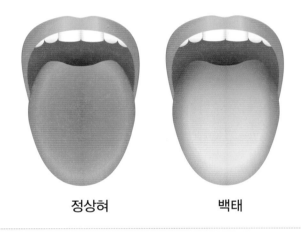

정상혀   백태

그림14-23. 백태

舌診에 대해서도 깊게 들어가면 공부해야 할 것이 많습니다. 여기서는 少陽病이 생기면 白苔가 생긴다고만 알아두시면 될 것 같습니다. 그리고 구토가 있고 기침, 가래가 있습니다. 이것은 肺燥와 逆上에 의한 것으로 보면 됩니다.

그리고 便秘或下痢인데, 이것은 변비 또는 설사입니다. 변비와 설사는 완전히 반대되는 증상입니다. 이것도 往來寒熱에 속합니다. 發熱과 惡寒, 설사와 변비처럼 반대되는 증상이 왔다갔다 하는 것이 往來寒熱입니다. 往來寒熱에서의 寒熱을 寒과 熱로 받아들이면 안됩니다.

淋巴腺腫脹이라는 것은 임파선이 붓고 아프다는 것이니까 요즘으로 치면 편도선염, 임파선염, 인후염, 인후통 등으로 볼 수 있습니다. 목도 少陽이고, 少陽은 肝에 속합니다. 그래서 肝火가 목으로 가면 임파선이 붓고 아프게 됩니다. 감기에 걸렸을 때 목이 아픈 것도 少陽病으로 肝火가 목으로 가서 炎을 일으켰기 때문입니다.

肝은 五行으로 보면 木입니다. 木이라고 해서 나무라고 생각하면 안 됩니다.

木이라는 것은 막힌 것을 뚫고 나간다는 것입니다.

어떤 흐름이 있는데(↑) 막힘이 생기면(—) 부풀게 됩니다. 肝火라는 것은 막힘이 있다는 것이고, 이 肝火로 인해 막혀 부풀게 되는 것입니다.

肝은 막힘을 뚫을 수 있는 힘이 있습니다. 그래서 그 막힘을 뚫고 올라오는 형상을 한문으로 표현하면 木이 되는 것입니다.

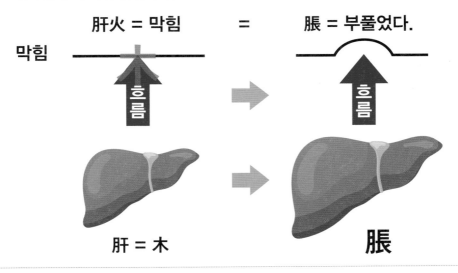

그림14-24. 肝火 = 막힘 = 脹

炎이라는 글자를 보면 위에 火가 있고 아래에도 火가 있습니다. 炎은 반드시 두 개 이상의 火가 합쳐져야 炎이 됩니다. 일반적으로는 虛熱이 있는 상태에서 肝火가 합쳐지면 炎으로 됩니다.

炎을 없애기 위해서는 시호제에 해독제를 같이 쓰면 됩니다. 해독제에는 배농산급탕, 인교산, 구풍해독탕이 있고 목 안이 시뻘겋게 된 경우에는 길경석고탕을 같이 쓰는 것이 좋습니다.

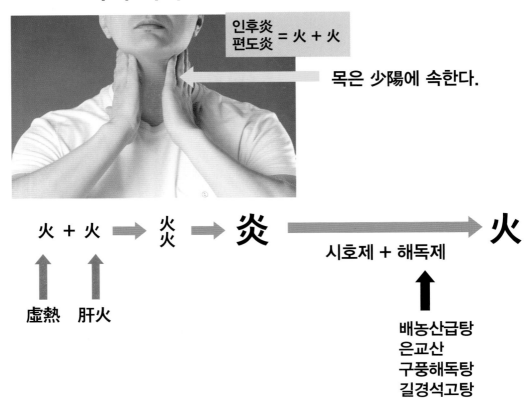

목이 아파요

인후炎
편도炎 = 火 + 火

목은 少陽에 속한다.

火 + 火 → 炎炎 → 炎 ──시호제 + 해독제──→ 火

虛熱 肝火

배농산급탕
은교산
구풍해독탕
길경석고탕

그림14-25. 목이 아파요

그다음에 腹痛인데 복통은 앞에서 설명했으니 넘어가겠습니다.

그리고 四肢苦微熱입니다. 팔다리에 약간의 미열이 있는 것도 少陽熱입니다.

또 神經質을 내는데, 신경질이라는 것은 자극에 대해서 흘려보내지 못하고 저항할 때 나타나는 것입니다. 쉽게 말하면 내가 마음먹은 대로 안 되기 때문에 짜증을 내는 것입니다. 몸이 건강하면 자극이 와도 그냥 흘려보낼 수 있는데 몸이 약하면 자극을 흘려보내기 힘들고 여기에 대해서 저항을 합니다.

그리고 黃疸이라고 되어 있는데 황달이 있는 사람의 복통에 소시호탕을 씁니다.

그다음 조문은

傷寒四五日 身熱惡風 頸項强 脇下滿 手足溫 而渴者

표14-7. '몸에서 열이 나고 뒷목이 뻣뻣한' 부분 조문

입니다.

傷寒에 걸린 지 4~5일이 지난 후에 몸에서 열이 나거나 惡風하거나 윗목이 뭉치거나 뻣뻣해지거나 당기거나 손발에 熱이 있거나 갈증이 나면 소시호탕을 쓴다는 것입니다. 頸項이라는 것은 뒷목이니까 頸項强은 뒷목이 뭉치고 뻣뻣해지고 당기는 것입니다.

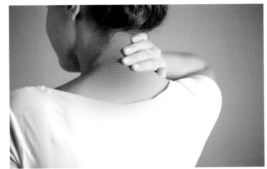

傷寒四五日 | 身熱惡風 | 頸項强 | 脇下滿 手足溫 而渴者
막혔다.　　　　몸에서
　　　　　　　열이 난다.

뒷목 뭉침, 뻣뻣함, 땡김

표14-8. '뒷목 뻣뻣한' 부분 조문

그다음 조문은

傷寒 陽脈澁 陰脈弦 法當腹中急痛者 先與小建中湯. 不差者 與小柴胡湯主之.

표14-9. 복통에 소건중탕과 소시호탕을 같이 써야한다는 조문

입니다. 먼저 해석을 해보면 '傷寒에 걸려서 陽脈은 澁하고, 陰脈은 弦하여 배가 당기고 아픈 경우에는 먼저 소건중탕을 쓰고, 낫지 않으면 소시호탕을 쓴다.'고 되어 있습니다.

傷寒에 걸려서 복통이 오는 이유에 대해서는 앞에서 설명했습니다.

사람이 음식을 먹으면 위장에서 消化를 시키고 위장, 소장 벽의 융털에서 흡수해서 혈관

을 타고 肝으로 갑니다.

肝에서 우리 몸에서 쓸 수 있는 상태로 변환을 시킨 후 횡격막을 뚫고 올라가 심장으로 간 후 온몸으로 퍼지게 됩니다.

그런데 寒이라는 자극이 왔습니다. 몸이 건강하면 이 자극을 흘려보낼 수 있을 텐데 몸이 약하니까 자극에 대해서 흘려보내지 못하고 저항을 하니까 膈이 막히게 됩니다. 이에 따라 肝에 있던 血이 심장으로 가지 못하고 肝에 머무르게 되고, 그렇게 되면 肝이 팽창하게 됩니다. 또 이렇게 肝이 빵빵해지니 새로운 血이 肝으로 들어가기 힘들어지게 됩니다. 즉 소화기계의 血이 肝으로 흘러가지 못하고 소화기계에 머무르게 됩니다. 그러면 소화기계의

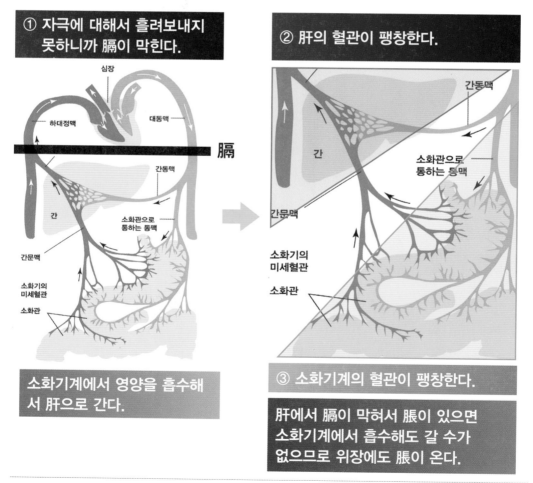

① 자극에 대해서 흘려보내지 못하니까 膈이 막힌다.

심장
하대정맥
대동맥
膈
간동맥
간
소화관으로 통하는 동맥
간문맥
소화기의 미세혈관
소화관

소화기계에서 영양을 흡수해서 肝으로 간다.

② 肝의 혈관이 팽창한다.

간동맥
간
소화관으로 통하는 동맥
간문맥
소화기의 미세혈관
소화관

③ 소화기계의 혈관이 팽창한다.

肝에서 膈이 막혀서 脹이 있으면 소화기계에서 흡수해도 갈 수가 없으므로 위장에도 脹이 온다.

그림14-26. 위장에 脹痛이 생기는 이유

혈관도 팽창하게 되는데 이것을 脹이라고 합니다.

이렇게 脹이 오면 통증도 같이 오게 됩니다.

이러한 복통에는 왜 소건중탕을 먼저 써보고 안 들으면 소시호탕을 쓰라고 한 것일까요?

이걸 알려면 먼저 소건중탕과 소시호탕이 각각 어떤 약인지부터 알아야 합니다.

먼저 소건중탕을 보면 소건중탕은 계지탕으로부터 출발합니다. 계지탕은 계지, 작약에 생강, 대추, 감초를 넣은 약인데 여기에 작약을 더 넣으면 계지가작약탕이 됩니다. 이 계지가작약탕에 교이를 더 넣으면 소건중탕이 됩니다.

若倍加芍藥, 卽建中之劑, 而非復發汗之劑矣.

계지탕에 작약을 2배로 넣으면 建中의 약이 되는데, 이것은 더 이상 발한제가 아니다.

표14-10. 계지가작약탕 조문

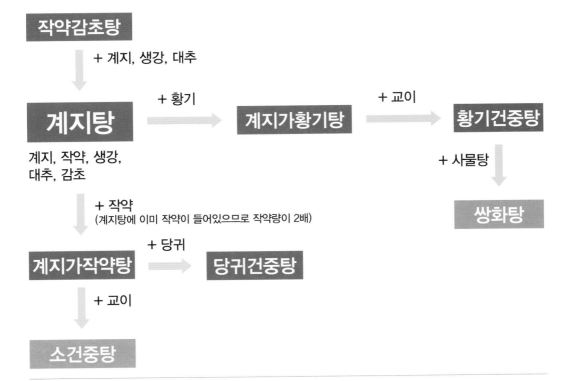

표14-11. 계지탕부터 소건중탕까지의 흐름도

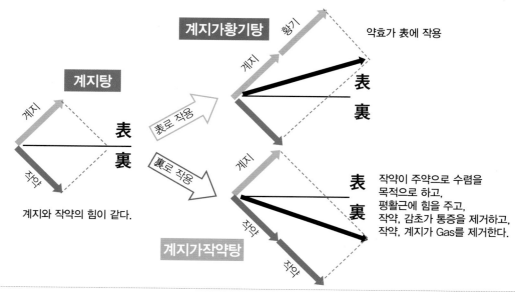

표14-12. 계지탕의 약효가 表, 裏로 나뉘는 과정

앞에서 계지탕을 다룰 때도 설명을 했듯이 계지는 表로 작용하고 작약은 裏로 작용하는데, 계지와 작약의 힘이 같습니다. 그래서 계지와 작약을 1:1로 쓰면 表로 치우치지도 않고 裏로 치우치지도 않게 작용합니다.

계지탕에 表로 작용하는 약인 황기를 넣으면 계지탕의 힘이 表에 작용하게 됩니다. 이것이 계지가황기탕입니다. 또 이 계지가황기탕에 교이를 넣으면 황기건중탕이 됩니다. 그리고 四物湯에 황기건중탕을 합치면 우리가 잘 알고 있는 쌍화탕이 됩니다.

그런데 계지탕에 裏로 작용하는 작약의 양을 2배로 하면 계지탕의 힘이 裏에 작용하게 됩니다. 이것이 계지가작약탕입니다. 그리고 계지가작약탕에 교이를 넣으면 소건중탕이 됩니다. 교이는 쉽게 말하면 쌀엿입니다. 즉 津液이고 Glucose입니다.

木內干中氣 用甘草 飴 棗 培土以御風 姜 桂 芍藥 驅風以瀉木 曰建中

표14-13. 소건중탕 조문

계지탕에 작약을 더 넣으면 建中의 약이 된다고 했습니다. 그렇다면 建中이라는 것은 뭘까요?

木이라는 것은 肝이고 內라는 것은 위장입니다. 干이라는 것은 핍박하고 말린다는 것입니다. 그리고 中氣라는 것은 위장에서 만들어 내는 기운이니까 淸氣입니다.

木內干中氣는 肝이 위장을 핍박하여 中氣를 말려버리고 있다는 것으로 肝火가 위장을 핍박하고 있는 상태입니다. 그래서 감초와 교이, 대추를 사용해 土 즉 위장의 기운을 끌어올리고 風을 제어합니다. 이로써 肝火가 위장을 침범한 것을 억제하고 津液을 넣어 위장을 살립니다. 그리고 건강, 계지, 작약을 사용해 風을 쫓아내고 木의 기운을 瀉해준다고 되어 있습니다. 즉 건강, 계지, 작약으로 肝火를 낮춰준다는 것입니다.

이렇게 肝火를 瀉하고 위장을 살려주는 것을 建中이라고 한다는 뜻입니다.

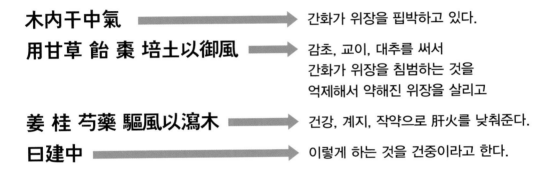

木內干中氣 ➡	간화가 위장을 핍박하고 있다.
用甘草 飴 棗 培土以御風 ➡	감초, 교이, 대추를 써서 간화가 위장을 침범하는 것을 억제해서 약해진 위장을 살리고
姜 桂 芍藥 驅風以瀉木 ➡	건강, 계지, 작약으로 肝火를 낮춰준다.
曰建中 ➡	이렇게 하는 것을 건중이라고 한다.

표14-14. 소건중탕 조문 해설

膈이 막혀 肝을 시작으로 위장의 血까지 정체되어 복통이 왔는데, 작약이 수렴을 시켜서 肝이 빵빵해진 것을 줄이고 위장을 살려 위장에 정체된 血을 肝으로 보내 복통을 잡겠다는 것입니다.

그런데 小建中湯을 썼는데 복통이 안 잡히면 小柴胡湯을 쓰라고 해놨습니다.

왜 소건중탕을 써서 안 되면 소시호탕을 쓰라고 한 것일까요?

소시호탕의 방제 구성을 살펴보겠습니다.

소시호탕은 시호, 황금, 인삼, 반하, 생강, 대추, 감초로 되어 있습니다.

소시호탕에서 제일 중요한 약은 柴胡입니다. 柴胡는 우선 傷寒으로 인한 邪熱을 치료할 수 있습니다. 그리고 半表半裏에서 화해를 시킵니다.

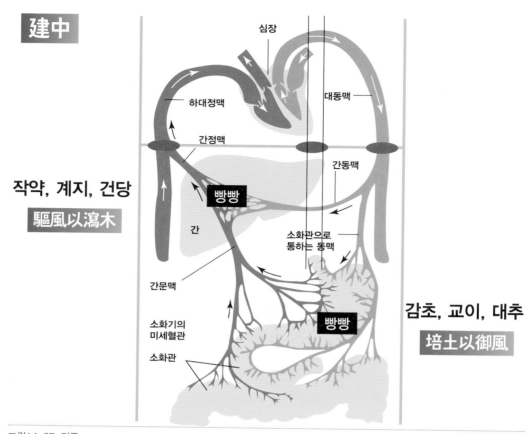

그림14-27. 건중

少陽은 病의 힘과 내 몸의 힘이 비슷하기 때문에 어느 한쪽이 이기기가 힘듭니다. 그래서 서로 싸우지 말자고 화해를 시키는 것이 좋은데, 이렇게 화해를 시키는 약이 柴胡입니다.

그래서 小柴胡湯은 和解劑에 속합니다.

그리고 柴胡는 能引淸氣上升하는 역할을 합니다. 淸氣는 津液이 되기 전의 상태입니다. 우리가 음식(水穀之精)을 먹으면 이를 우리 몸에서 흡수하여 사용하는 淸氣와 흡수하지 않고 배출하는 濁氣를 나눕니다. 이렇게 淸氣와 濁氣를 분리하는 것을 消化라고 합니다. 이 淸氣는 흡수되어 肝을 거쳐 심장으로 가는데 肝과 심장 사이에는 횡격막이 있습니다. 그리고 이 횡격막이 막히면 淸氣가 올라가지 못합니다. 시호는 膈이 막혀서 淸氣가 올라가지 못하고 있는 것을 뚫어서 올라가게 해주는 역할을 합니다.

柴胡 能引清氣上升 시호는 맺힌 것을 풀어서 淸氣를 위로 끌어올린다.

= 膈이 막힌 것을 위쪽으로 뚫어줘서 올라갈 수 있게 한다.

散結

膈

味薄氣升爲陽. 主陽氣下陷, 能引淸氣上升, 而平少陽厥陰之邪熱.

味는 薄하고, 氣는 올라가서 陽이 된다. 陽氣가 아래로 쳐진 것을 치료하는데,
淸氣를 끌어서 상승시킬 수 있으며, 少陽과 厥陰의 邪熱을 가라앉힌다.

傷寒邪熱.(仲景有大小柴胡等湯)

傷寒의 邪熱을 치료한다.(장중경의 처방에서 대시호탕, 소시호탕 등의 방제가 있다)

膽爲淸淨之府, 無出無入, 其經在半表半裏, 法當和解,
小柴胡湯之屬是也.

膽은 청정의 府로서, 들어오는 것도 없고, 나가는 것도 없다.
그 經은 反表反裏에 있어, 마땅히 화해해야 하는데, 소시호탕의 부류가 여기에 해당한다.

昂按人第知柴胡能發表, 而不知柴胡最能和裏, 故勞藥血藥往往用之.

汪昂이 살펴보건대 사람들은 다만 시호가 發表하는 줄로만 알고, 시호가 和裏를 매우 잘하
는 것을 알지 못한다. 그러므로 勞에 관한 약이나 血에 관한 약에 시호를 종종 사용한다.

표14-15. 시호 조문

그리고 황금이 있는데, 황금은 熱을 꺼주는 약입니다.

원래는 中焦의 熱을 꺼주는 약이지만 柴胡와 黃芩을 같이 쓰면 肝火를 꺼주는 약이 됩니
다. 그래서 邪가 少陽經에 있는 경우, 시호와 황금을 써서 往來寒熱을 풀어줄 수 있습니다.

황금을 시호와 같이 쓰면 寒熱을 물리치고, 작약과 같이 쓰면 설사를 치료하고, 후박, 황
련과 같이 쓰면 熱복통을 그치게 하고, 상백피와 같이 쓰면 肺火를 瀉하고, 백출과 같이 쓰
면 安胎시킵니다.

그리고 이렇게 熱을 끄는 약을 먹을 때에는 찬물로 복용해야 효과가 빠릅니다.

단, 血虛이거나 위장이 찬 사람은 안 쓰는 것이 좋습니다.

黃芩
性味: 苦入心, 寒勝熱
苦味가 있어 心에 들어가고, 寒性으로 熱을 이긴다.

寒熱往來.(邪在少陽)
往來寒熱을 푼다(邪가 少陽經에 있다). ← 소시호탕에서 황금이 없으면
往來寒熱을 못 푼다.

得柴胡退寒熱, 得芍藥治痢, 得厚朴黃連止腹痛, 得桑皮瀉肺火, 得白朮安胎之聖藥.
황금을 시호와 같이 쓰면 寒熱을 물리치고, 작약과 같이 쓰면 설사를 치료하고,
후박, 황련과 같이 쓰면 熱복통을 그치게 하고, 상백피(선폐작용)와 같이 쓰면 肺火를 瀉하
고, 백출과 같이 쓰면 안태하는 聖藥이다.

丹溪以黃芩降痰 , 假其降機火也, 按痰以火動, 當先降火
주단계는 황금으로 痰을 내렸는데, 황금의 기전은 火를 다운을 시키는 것이다.
痰이 火로 인하여서 움직인 경우에는 마땅히 火를 먼저 내려야 한다.

표14-16. 황금 조문

소시호탕에서 肝에 작용하는 약은 柴胡와 黃芩 이렇게 두 가지입니다.

芍藥

瀉肝火(酸斂肝, 肝以斂爲瀉, 以散爲補) 肝火를 瀉한다.
(신맛으로 肝을 수렴하는데, 肝은 수렴이 瀉가 되고, 散(= 疏泄)이 補가 된다)
작약의 酸味(신맛)은 肝을 수렴시킬 수 있다. 肝은 수렴하는 것이 瀉하는 것이고,
散(散 = 疏泄)하는 것이 補하는 것이다.

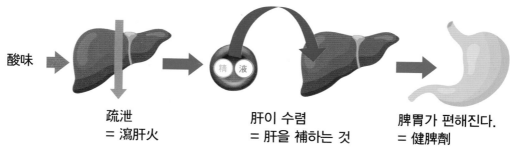

酸味 →

疏泄
= 瀉肝火

肝이 수렴
= 肝을 補하는 것

脾胃가 편해진다.
= 健脾劑

丹溪以黃芩降痰, 假其降機火也, 按痰以火動, 當先降火

주단계는 황금으로 痰을 내렸는데, 황금의 기전은 火를 다운을 시키는 것이다. 痰이 火로 인하여서 움직인 경우에는 마땅히 火를 먼저 내려야 한다.

緩中止痛(東垣 曰: 經 曰 [損氣肝者, 緩其中] 卽調血也)

中焦를 편하게해서 통증을 멈춘다.(이동원은 황제내경에서 肝의 氣를 줄여주는 것이 中焦를 편하게 해주는 것이라고 했는데, 이는 바로 調血하는 것이라고 하였다)

又痛爲肝木剋脾土, 白芍能伐肝故也

또 복통은 木剋土해서 생기는데, 작약은 肝을 쳐서 복통을 잡아낸다.

用白朮補脾	작약과 백출을 같이 쓰면 補脾
同參耆補氣	작약과 인삼, 황기를 같이 쓰면 補氣
同歸地補血	작약과 당귀, 숙지황를 같이 쓰면 補血
同芎窮瀉肝	작약과 천궁을 같이 쓰면 瀉肝
同甘草止腹痛	작약과 감초를 같이 쓰면 복통을 잡는다.
同黃連止瀉痢	작약과 황련을 같이 쓰면 설사를 멎게 한다.
同防風發痘證	작약과 방풍을 같이 쓰면 피부에 작용한다.
同薑棗溫經散濕	작약과 생강, 대추를 같이 쓰면 溫經散濕에 쓴다.

표14-17. 작약 조문

작약은 肝火를 瀉해주고 작약의 신맛은 肝을 수렴시킵니다. 肝을 수렴하는 것은 瀉하는 것이고 疏泄을 시키는 것이 補하는 것입니다.

肝氣를 줄여주는 것은 肝火를 줄여주는 것이고, 肝火가 줄어드니까 脾胃가 편안해지는 것입니다. 그래서 복통을 잡아냅니다. 복통에 대해서는 소시호탕에서도 다루었으니 여기서는 넘어가겠습니다.

작약이 肝을 수렴시키고 肝火를 줄여주기 때문에 淸熱劑에 속합니다.

半夏

燥濕痰, 潤腎燥, 宣通陰陽
濕痰을 말리고, 腎燥를 潤하게 하고, 陰陽을 소통하게 한다.

除濕化痰, 發表開鬱, 下逆氣.
濕을 없애고, 痰을 없애고, 發表하고 울체된 것을 통하게 하고,
氣가 역상된 것을 내려가게 한다.

胸脹 (仲景小陷胸湯用之)
胸脹을 치료한다(장중경은 소함흉탕을 사용하였다).

傷寒 寒熱. (故小柴胡湯用之)
傷寒으로 인한 寒熱을 치료한다(따라서 소시호탕을 사용하였다).

反胃吐食(痰膈) 위암과 음식을 토하는 것을 치료한다(痰膈이다).

俗以半夏爲肺藥, 非也, 止嘔爲足陽明, 除痰爲足太陰,

紫胡爲之使, 故紫胡湯用之.
일반적으로 반하를 肺藥으로 생각하고 있으나 이것은 잘못된 생각이다.
구토를 그치게 하는 것은 족양명에 해당되며 濕을 제거하는 것은 족태양에 해당된다.
시호가 使가 되므로 시호탕에 반하를 사용한다.

雖云止嘔, 亦助柴芩主寒熱往來, 是又爲足少陽也.
비록 구토를 그치게 한다고 하지만 또한 시호와 황금이 往來寒熱을 치료하는 것을
도와주므로 반하 또한 족소양에 해당된다.

俗以半夏專爲除痰, 而半夏之功用不獲見知於世矣,
일반적으로 반하는 오로지 痰을 제거하는 것으로만 생각하지만,
반하의 효능은 세상에 완전히 드러나지 않았다.

小柴胡湯 半夏瀉心湯, 皆用半夏, 豈爲除痰乎?
소시호탕, 반하사심탕에서 모두 반하를 사용하고 있지만
어찌 이 처방이 痰을 제거하는 것이겠는가?

火結爲痰. 氣順則火降而痰消
火가 맺히면 痰이 되고, 氣가 順해지면 火가 내려가면서 痰이 사라진다.

표14-18. 반하 조문

반하는 소청룡탕과 소시호탕에서 나왔습니다. 이는 痰을 제거하는 역할도 있지만 氣가 역상된 것을 내려가게 하고 傷寒으로 인한 寒熱이나 胸脹을 치료하기도 합니다.

소함흉탕에서 胸脹을 치료한다고 했는데, 소함흉탕은 반하, 황련, 괄루인입니다. 이것은 뒤에 시함탕을 할 때 다루도록 하겠습니다.

대시호탕에서 반하는 七衝門 중 賁門을 열어 아래로 내려가도록 하는 역할로 보시면 됩니다. 賁門이 막혀있으면 음식이 내려가지 못하기도 하고 上焦에서 내려가야 할 것이 내려가지 못하여 다시 올라가는 逆上이 생기기도 합니다.

賁門이 막혀있으면 속이 답답하면서 체했다고 느끼게 되고 逆上이 생기면 메스껍게 되기도 하고 기침이 심하게 나타나기도 합니다.

인삼과 반하는 위장에 작용하는데, 반하는 七衝門 중 식도와 위장 사이의 문인 賁門을 열어주는 역할을 합니다.

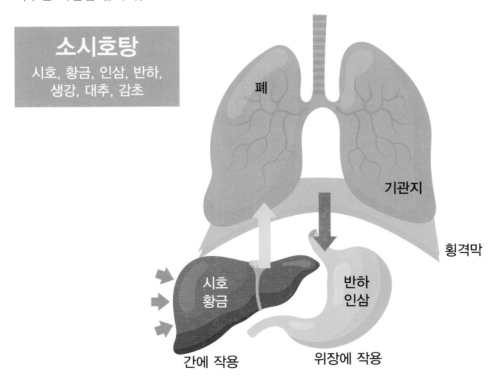

소시호탕
시호, 황금, 인삼, 반하,
생강, 대추, 감초

폐

기관지

횡격막

시호
황금

반하
인삼

간에 작용

위장에 작용

그림14-28. 소시호탕

시호와 황금은 肝에 작용해 肝火를 꺼주고, 시호가 膈을 뚫어 올라가게 하여 肝이 빵빵해진 것을 줄여줍니다. 반하는 명치 쪽을 뚫어주고 인삼, 감초는 복령, 백출이 빠진 사군자탕으로 보면 됩니다.

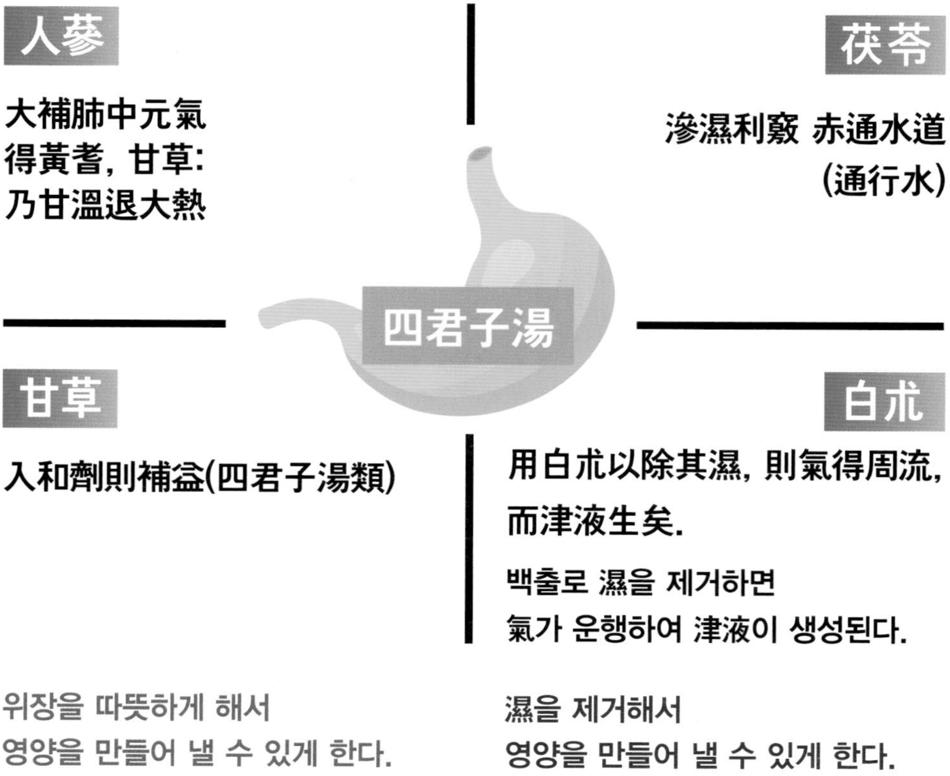

人蔘

大補肺中元氣
得黃耆, 甘草:
乃甘溫退大熱

茯苓

滲濕利竅 赤通水道
(通行水)

四君子湯

甘草

入和劑則補益(四君子湯類)

白朮

用白朮以除其濕, 則氣得周流,
而津液生矣.

백출로 濕을 제거하면
氣가 운행하여 津液이 생성된다.

위장을 따뜻하게 해서
영양을 만들어 낼 수 있게 한다.

濕을 제거해서
영양을 만들어 낼 수 있게 한다.

그림14-29. 사군자탕

사군자탕에서 인삼과 감초는 위장을 따뜻하게 하여 영양을 만드는 역할을 하고, 복령과 백출은 濕을 제거해 영양을 만들어 낼 수 있는 환경을 만들어 줍니다. 소시호탕에서는 인삼과 감초만 썼으므로 濕은 고려하지 않고, 영양을 만들고 肝火를 줄이면서 膈을 뚫어서 통하게 해주는 것입니다. 이렇게 본다면 肝火를 줄여주고 위장을 살려준다는 것이니까 이것도 建中이 될 수 있습니다.

小建中湯이 작약으로 수렴을 시키고 작약, 계지, 건강으로 肝火를 줄여주고 감초, 교이, 대추로 위장을 살려 肝火가 위장을 핍박하고 있는 것을 줄여주어 복통을 잡았습니다. 그런데 이것으로 복통이 잡히지 않으면 직접 시호로 膈을 뚫고 황금으로 熱을 꺼서 肝火를 좀 더 적극적으로 줄여주고 인삼, 감초로 위장을 살리고, 반하로 명치 쪽을 뚫어주어 복통을 잡겠다는 것입니다.

약국에서 약을 준다면 소건중탕을 줘 보고 안 들으면 다시 오라고 해야 할까요? 그렇게 하면 안 됩니다. 처음부터 소시호탕과 소건중탕을 같이 주면 됩니다.

法當腹中急痛者(先與小建中湯) 不着者(小柴胡湯)
갑자기 복통이 오면 먼저 소건중탕을 쓰고   안 들으면 小柴胡湯을 써라

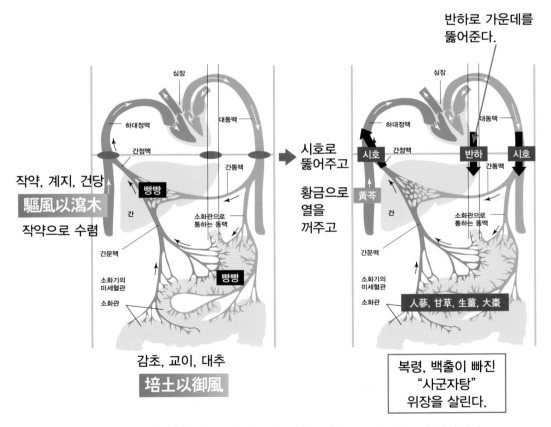

肝을 통하게 하니까 소화기계가 통하게 되어서 복통이 없어진다.

그림14-30. 복통이 왔을 때 소건중탕, 소시호탕

그다음 조문은

傷寒 中風 有柴胡證 但見一證 便是 不必悉具

표14-19. 소시호탕 조문

입니다. 傷寒中風으로 柴胡證이 존재하는데, 다 갖춰지지 않고 한 가지 증상만 보여도 柴胡劑를 사용하라는 것입니다. 그 柴胡證은 어떤 것들일까요?

往來寒熱, 心煩喜嘔, 默默不欲飮食, 胸脇苦滿, 嘔而發熱, 모든 황달의 복통입니다. 往來寒熱은 앞에서도 설명했듯이 오한과 열이 왔다갔다 하거나 미열이나 微惡寒이 있거나 간헐적으로 열이 나타나는 것이고, 心煩喜嘔는 가슴이 답답하면서 메슥거리는 것이고, 默默不欲飮食은 음식을 먹고 싶은 생각이 없는 것이고, 胸脇苦滿은 배가 빵빵한 것이고, 嘔而發熱은 메스꺼우면서 熱이 나는 것입니다. 이런 증상들 중에서 한 가지만 있어도 柴胡劑를 쓰라는 것입니다.

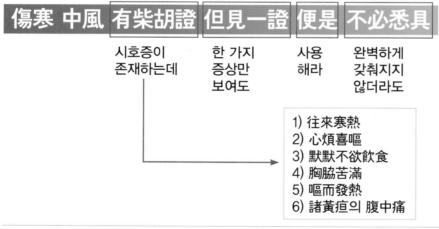

표14-20. 소시호탕 조문 해설

邪犯少陽 邪正相爭 正胜 欲拒 邪出于表 邪胜 欲入 裏并于陰 往來寒熱

표14-21. 소시호탕 조문 중 왕래한열 조문

입니다.

邪犯少陽 邪正相爭
邪氣가 少陽으로 침범하면 正氣와 邪氣가 서로 싸운다.

正胜 欲拒 邪出于表
正氣는 邪氣와 싸워 이겨서 막아내어 邪氣를 밖으로 쫓아내려고 하고,

邪胜 欲入 裏并于陰
邪氣는 이겨서 안으로 들어와서 안에 있으려고 하기 때문에

往來寒熱
往來寒熱이 생긴다.

표14-22. 왕래한열 조문 해설

해석을 하면 邪氣 즉 寒이 침범하는데 寒은 안으로 들어와서 계속 안에 있으려고 하고, 正氣 즉 내 몸은 寒을 몰아내려고 하며 서로 싸우기 때문에 내 몸의 힘이 이기느냐 寒이 이기느냐에 따라 寒과 熱이 왔다갔다 한다는 것입니다.

그다음 조문은

邪在少陽 經氣不利 郁而化熱 膽火上炎 胸脇苦滿 心煩 口苦 咽乾 目眩

표14-23. 소시호탕 조문

입니다. 이걸 해석해보면 寒이 少陽에서 막혀있으니 울체되고 이 울체된 것은 火로 변합니다. 이 火가 올라가서 炎(염증이라기보다는 증상이라고 해석하는 것이 좋다)을 일으키게 됩니다.

肝火가 胸脇苦滿, 心煩, 口苦, 咽乾, 目眩을 일으킨다는 것입니다. 柴胡證에 口苦, 咽乾, 目眩도 집어넣는 것이 좋습니다.

邪在少陽 經氣不利 郁而化熱 膽火上炎
邪氣가 少陽에 있어서 경락의 기운이 제대로 통하지 않아서
울체되어 熱로 변하게 되어 膽火가 위로 올라가서 炎을 일으킨다.

胸脇苦滿 心煩 口苦 咽乾 目眩
그래서 胸脇苦滿, 가슴 답답함, 입이 쓰고, 인후가 마르고, 어지럽게 된다.

표14-24. 소시호탕 조문 해설

그다음 조문은

膽熱犯胃 胃失和降 氣逆于上
默默不欲飮 食而喜嘔

표14-25. 소시호탕 조문

입니다. 膽熱이 胃를 침범해서 胃가 음식을 소화시키지 못하고 아래로 내려가게 하는 기능을 잃어버리니까 氣가 역상하게 되어 음식을 먹고 싶은 생각도 없고 먹으면 토하게 되는 것입니다.

肝火가 위장을 침범해서 위장이 기능을 상실한 것입니다. 肝火로 인해 膈이 막혀 위장에서 흡수되어 肝으로 가야 할 것이 가지 못하니까 위장이 비워지지 않아 음식에 대한 생각이 없고, 肝火가 肺를 燥하게 만들어 逆上이 일어나 구역이나 메스꺼움이 생기는 것으로 보면 됩니다.

膽熱犯胃 胃失和降 氣逆于上
膽熱이 胃를 침범해서 胃가 음식을 소화시켜서
아래로 내려가게 하는 기능을 잃어버려서 氣가 逆上하게 된다.

默默不欲飮 食而喜嘔
그래서 음식을 먹고 싶은 생각이 없고, 음식을 먹으면 토하게 된다.

표14-26. 소시호탕 조문 해설

지금까지 小柴胡湯에 대해 주로 傷寒에 관련된 조문들 위주로 살펴보았습니다.

15. 시호계지탕

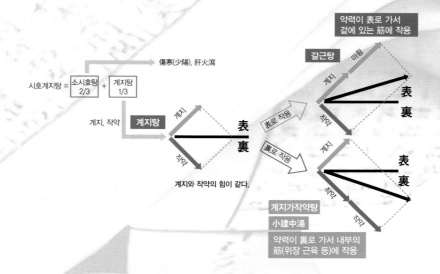

傷寒(少陽), 肝火瀉

시호계지탕 = 소시호탕 2/3 + 계지탕 1/3

계지, 작약 **계지탕** 계지 表 裏 작약

계지와 작약의 힘이 같다.

表로 작용

裏로 작용

약력이 表로 가서 겉에 있는 筋에 작용

갈근탕 마황 계지 表 裏 작약

계지 表 裏 작약 작약

계지가작약탕

小建中湯

약력이 裏로 가서 내부의 筋(위장 근육 등)에 작용

이제부터는 柴胡劑들을 살펴보겠습니다.

小柴胡湯을 기본으로 하여 본초들이 첨가되거나 빠지는데, 그중 처음으로 살펴볼 방제는 시호계지탕입니다.

> ## 傷寒六七日, 發熱微惡寒, 支節煩疼, 微嘔, 心下支結, 外證未去者, 柴胡桂枝湯主之

傷寒 6～7일에 熱이 나면서 약간 오한이 있고, 팔, 다리와 관절이 쑤시고 아프며, 약간 메스꺼우며 心下가 맺혀있는 것 같은데, 外證이 아직 풀리지 않은 사람은 시호계지탕을 쓴다.

표15-1. 시호계지탕 조문

시호계지탕은 結於脇下의 증상이 있으면서 약간 메스껍고 惡寒, 發熱, 신체통의 증상이 같이 있을 때 쓰는 약입니다.

시호계지탕은 소시호탕 2/3에 계지탕 1/3이 합쳐진 방제입니다. 계지탕은 앞에서도 봤듯이 계지의 힘과 작약의 힘이 똑같기 때문에 어느 한쪽으로 치우침이 없게 작용하는 약입니다. 表와 裏 둘 다에 작용할 수는 있지만 어느 한쪽으로 작용하지 않습니다. 조문을 풀어서 본다면 惡寒이 있고 팔다리가 쑤시고 아픈 것은 太陽病의 증상입니다. 마황이나 황기를 넣으면 表로 작용합니다. 계지탕을 表로 작용시키려면 황기를 넣어서 계지가황기탕이나 황기건중탕을 쓰는 것이 좋습니다.

팔다리가 쑤시고 아픈 증상을 없애기 위해서 계지탕을 쓴 것으로, 물론 땀의 유무에 따라서 달라지기는 합니다. 無汗인 경우에는 계지탕보다는 갈근탕을 쓰는 것이 惡寒, 發熱, 몸살의 증상을 잡기에는 더 좋습니다.

이 계지탕을 裏에 작용시키려면 芍藥을 더 넣어 계지가작약탕으로 만들거나 아니면 계지가작약탕에 교이를 넣어서 소건중탕으로 만드는 것이 더 좋습니다.

그리고 結於脇下의 증상은 小柴胡湯이 잡습니다.

계지탕 대신에 갈근탕을 쓰게 되면 小柴胡湯證을 가지고 있으면서 아직 表證이 풀리지 않은 감기에 사용할 수 있고, 계지탕에 황기를 가하고 교이를 가하고, 四物湯을 가해서 쌍화탕+소시호탕으로 사용할 수도 있고, 계지탕에 작약을 더 넣고, 교이를 더 넣어서 소건중탕을 만들고 소시호탕과 소건중탕을 같이 써서 스트레스로 인한 복통이나 위염에 쓸 수도 있습니다. 앞에서 복통에 먼저 小建中湯을 써보고 안 들으면 小柴胡湯을 쓰라는 조문 기억하시죠? 복통이 있을 때 소시호탕과 소건중탕을 같이 쓰는 것이 좋다고 이야기했습니다.

시호계지탕은 表裏의 증상이 같이 나타나는 경우에 쓸 수 있는 방제이지만 좀 더 명확하게 쓰고 싶다면

소시호탕+갈근탕을 써서 쑤시고 아픈 증상에 쓰거나

소시호탕+소건중탕을 써서 복통, 위염, 가스가 차는 증상에 쓰거나

소시호탕+쌍화탕을 써서 肝에서 疏泄을 시키고, 活血을 시켜서 筋으로 공급해주는 쪽으로 쓰는 것이 좋습니다.

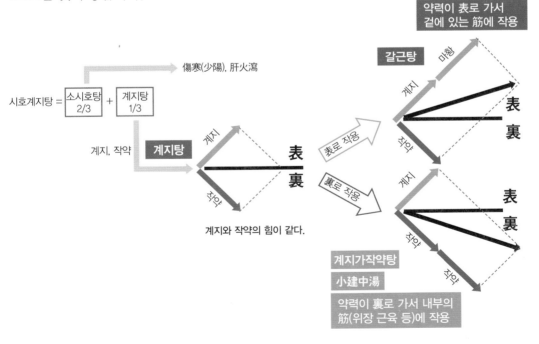

표15-2. 시호계지탕 도표

柴胡桂枝湯 = 小柴胡湯 2/3 + 桂枝湯 1/3

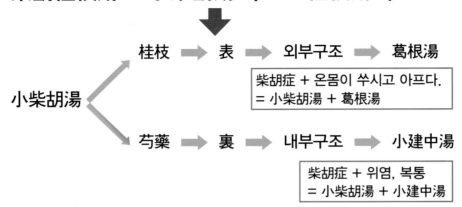

표15-3. 시호계지탕보다는 소시호탕에 갈근탕 또는 소건중탕이 낫다.

16. 시함탕

시함탕

시호, 황금, 인삼, 생강, 대추, 감초, 반하, 황련, 과루인
= 소시호탕 + 황련, 과루인
= 소시호탕 + 소함흉탕

그다음으로 살펴볼 방제는 시함탕입니다.

傷寒의 傳經에서 少陽病에 들어설 때 따져야 할 것이 있는데 그것은 바로 胸痛의 有無입니다. 少陽病의 증상이 있지만 胸痛이 있으면 結胸이라고 해서 함흉탕을 쓰고, 胸痛이 없으면 胸脇苦滿과 心下痞로 구분해 살펴봐야 합니다.

太陽病에서는 땀의 有無가 중요했었습니다.

自汗이면 계지탕을 쓰고 無汗이면 마황탕이나 갈근탕을 썼습니다.

그런데 少陽病에서는 胸痛의 有無가 중요합니다.

그래서 胸痛이 있으면 소함흉탕을 쓰고, 胸痛이 없으면 胸脇苦滿과 心下痞로 구분해 胸脇苦滿이면 소시호탕을 쓰고, 心下痞면 반하사심탕을 씁니다.

結胸에는 두 가지가 있는데 陽明의 結胸(心下에서 水毒의 정체로 인한 結胸)에는 대시호탕을 쓰고, 少陽의 結胸(가슴의 통증, 흉통)에는 소함흉탕을 씁니다.

太陽病		少陽病	
自汗	계지탕	胸痛有(結胸)	소함흉탕, 대함흉탕
無汗	마황탕 갈근탕	胸痛無	胸脇苦滿 소시호탕
			心下痞 반하사심탕

표16-1. 태양병과 소양병에서 방제의 구분법

앞에서 소시호탕을 다룰 때 肝火는 心을 향해 가고 心包에서 싸우게 된다고 했었습니다. 그리고 肝火가 心包에서 싸우는 양상이 少陽이라고 이야기했습니다.

肝火가 心包로 오면 煩이 생기고 津液이 말라가게 됩니다. 熱이라는 것은 바깥으로 표현된 것이고, 煩이라는 것도 熱인데 속에 잠재하고 있는 熱입니다. 肝火도 熱이기 때문에 이

熱이 心包로 침범을 하면 肝火의 熱로 인해서 心包에 있는 津液이 말라가게 되는 것입니다. 한방에서 心이라고 하면 肺 또는 마음이라고 생각하면 됩니다. 여기서 心이라는 것은 肺입니다. 胸이라는 것은 심장 부위를 말합니다.

肝火가 침범해서 心煩이 생기는데, 心煩도 熱이므로 熱의 성질이 나타납니다. 그래서 心煩이 심해지면 痛으로 변하게 됩니다. 그래서 心煩이 심해지면 胸痛이 생기게 됩니다. 촉촉하던 肺가 燥하게 되니까 통증이 오는 것입니다.

그리고 우리가 일을 많이 하면 소모가 심해집니다. 일을 많이 한다는 것은 우리 몸에서 Energy를 많이 쓴다는 것이고, Energy를 많이 쓰면 우리 몸에 저장되어 있던 것을 많이 쓰게 됩니다. 이렇게 소모가 많다 보면 몸이 虛하게 됩니다. 虛하면 熱이 뜨게 되고 攣急이 오게 됩니다. 攣急에서 攣이라는 것은 떨림이고, 急이라는 것은 쪼임이고 통증입니다.

肺는 몸에 영양, 血, 精, 津液 등을 공급하기 위해서 흐름을 지배하고 있습니다. 즉 소모하는 주체입니다. 소모가 심해지면 肺부터 攣急이 생기게 되고 통증이 더 심해지게 됩니다. 경련은 肺에서는 잘 일어나지 않습니다. 急이 오면 가슴이 꽉 쪼여지면서 통증이 오게 됩니다.

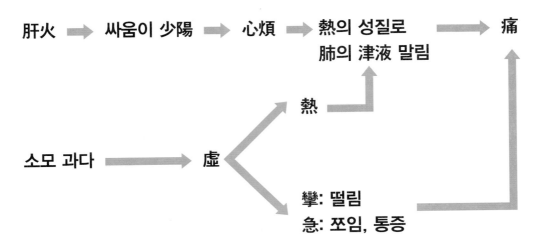

표16-2. 흉통이 오는 이유

계지가황기탕의 조문에 보면 瞤則胸中痛이 나옵니다. 瞤이라는 것은 떨림을 말합니다.

이걸 해석해 보면 몸에서 떨림이 오면 반드시 흉통이 생긴다는 말입니다.

虛해서 攣急이 생기는데 瞤(攣)은 몸에서 생기고 急은 肺에서 생긴다는 것입니다.

이는 肺에서 虛가 생겼기 때문으로 이 虛는 肺에서 津液이 빠진 것과 같습니다. 그래서 肺의 虛를 채워야 하는데, 肺의 虛를 채우려면 肺를 촉촉하게 해주고 津液을 채우면 됩니다.

肺를 채워줄 수 있는 약에는 과루인이 있고, 맥문동이 있고, 오미자가 있습니다. 이것들은 전부 촉촉한 약들입니다. 그렇다면 이 중에서 어떤 약을 써야 할까요?

오미자는 肺에 있는 宗氣를 腎으로 보내 精으로 변환시키는 약입니다. 肺가 虛해 있는데 오미자를 넣으면 宗氣를 腎으로 보내버리니까 이렇게 肺를 채우는 데에는 쓰지 않습니다.

맥문동은 肺에서 퍼져나가는 힘을 강화시켜주는 약입니다. 이를 潤肺라고 하는데, 潤肺는 肺를 촉촉하게 하는 것이 아니라 肺에 들어가 흐름을 살리는 것입니다.

과루인은 肺를 촉촉하게 할 뿐입니다.

즉 津液을 채우는 것입니다.

맥문동은 흘러가게 하므로 宗氣가 흘러가 버리고 오미자를 쓰면 宗氣를 腎으로 공급해주니까 下焦는 건강해지지만 肺는 가난해집니다. 宗氣를 지키면서 순수하게 肺만 채우려면 과루인을 써야 합니다. 그리고 虛熱이 있으니까 熱도 꺼야 합니다. 이때 上焦의 熱을 꺼야 하므로 황련을 써야 합니다.

肺도 管이고, 식도도 管이고, 혈관도 管입니다.

攣急이 오면 이 管이 좁아져 막히게 됩니다. 이렇게 막힌 것을 뚫어줘야 하는데, 횡격막을 뚫어주는 것은 시호, 지실이고, 좁은 데를 뚫어주는 것은 반하입니다.

그래서 반하, 황련, 과루인을 써야 하는 것입니다. 이것이 바로 소함흉탕입니다.

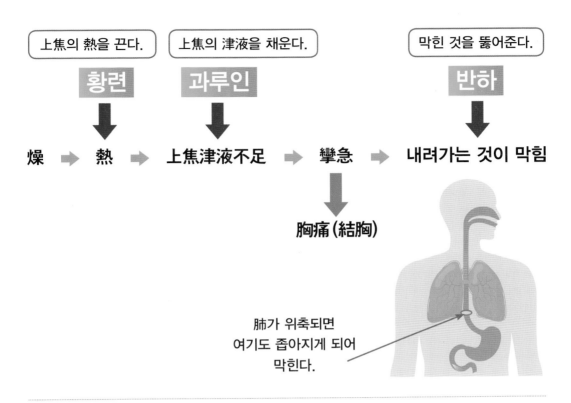

그림16-1. 소함흉탕

그리고 肝火가 침범한 것을 和解시켜야 하므로 소시호탕을 써주면 됩니다.

소시호탕에 소함흉탕을 합쳐놓은 약이 바로 시함탕입니다.

시함탕

시호, 황금, 인삼, 생강, 대추, 감초, 반하, 황련, 과루인

= 소시호탕 + 황련, 과루인

= 소시호탕 + 소함흉탕

표16-3. 시함탕 구성

胸痛은 스트레스를 받지 않더라도 소모가 많으면 오게 됩니다. 기침을 많이 하면 胸痛이 생기는 것도 이러한 이유입니다. 이 胸痛에도 시함탕을 쓰면 됩니다.

또 柴胡證이 있으면서 胸痛이 있을 때에도 시함탕을 쓰면 됩니다.

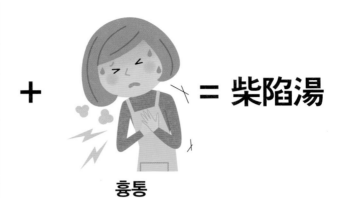

往來寒熱
心煩喜嘔
默默不欲飮食傷
胸脇苦滿
嘔而發熱
諸黃疸의 腹中痛
膻中의 압통
眩暈, 脹痛, 炎癰腫
목, 어깨

＋ = 柴陷湯

흉통

이 증상들 중
하나 이상의 증상이 있다.

그림16-2. 흉통

17. 대시호탕

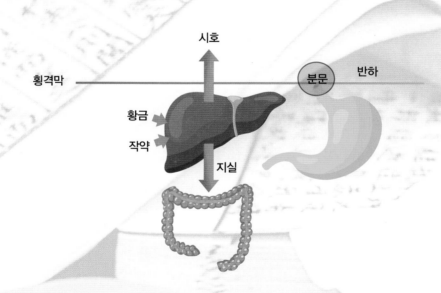

그다음으로는 大柴胡湯입니다. 대시호탕은 시호, 황금, 지실, 작약, 대황, 반하, 생강, 대추로 되어 있습니다.

대시호탕 조문은

大柴胡湯

治熱結在內, 往來寒熱者
熱이 안에 맺혀있어서 往來寒熱이 있는 증상을 치료한다.

此熱結在氣分, 不屬有形, 故十余日復能往來寒熱也.
이 熱은 氣分에 맺혀있으면서, 형태가 있는 것이 아니기 때문에
傷寒 10여일 후에 다시 往來寒熱이 생길 수 있다.

若熱結在胃, 則蒸蒸發熱, 不復知有寒矣.
만약 熱이 胃中에 맺혀있으면 찌는 듯한 熱이 나고 寒이 있다는 걸 알지 못한다.

往來寒熱, 故培生薑, 佐柴胡以解表;
往來寒熱이므로 생강을 소시호탕의 2배를 넣고, 시호가 表의 熱을 풀게 돕는다.

> ### 傷寒邪熱.(仲景有大小柴胡等湯)
> 傷寒의 邪熱을 치료한다(장중경의 처방에서 대시호탕, 소시호탕 등의 방제가 있다).
>
> ### 膽爲淸淨之府, 無出無入, 其經在半表半裏, 法當和解,
> ### 小柴胡湯之屬是也.
> 膽은 청정의 府로서, 들어오는 것도 없고, 나가는 것도 없다.
> 그 經은 反表反裏에 있어, 마땅히 화해해야 하는데, 소시호탕의 부류가 여기에 해당한다.
>
> ### 昂按人第知柴胡能發表, 而不知柴胡最能和裏,
> ### 故勞藥血藥往往用之.
> 汪昂이 살펴보건대 사람들은 다만 시호가 發表하는 줄로만 알고,
> 시호가 和裏를 매우 잘하는 것을 알지 못한다.
> 그러므로 勞에 관한 약이나 血에 관한 약에 시호를 종종 사용한다.

熱結在裏, 故去蔘, 甘之溫補, 加枳實, 芍藥破結.
熱이 裏部에 맺혀 있으므로, 인삼과 溫補하는 감초를 빼버리고,
지실과 작약을 가해서 맺혀진 것을 풀어 흩어지게 한다.

接大柴胡是半表半裏氣分之下藥, 併不言及大便硬不大便;

대시호탕은 半表半裏 氣分의 하제이고, 아울러 대변이 딱딱하거나
변비에 대해서는 언급하지 않았다.

其心下急, 心下痞 硬, 是病在胃口, 而不在胃中;

心下急이고, 心下가 답답하고 딱딱한 것은 病이 胃口에 있다는 것이고
胃中에 있다는 것이 아니다.

熱結在裏, 不是熱結在胃,

熱이 裏部에 맺혀 있는 것이지 胃에 맺혀있는 것이 아니다.

且下利則地道已通, 仲景不用大黃之意曉然.

또 下利시키면 七衝門을 통하게 한 것으로 장중경이 대황을 쓰지 않은 이유를
확실히 알 수 있다.

若以下之二字, 忘加大黃, 不亦謬乎?

만약 下之라는 두 글자를 볼 때 대황을 가하는 것을 잊어버리는 것도 오류라고
할 수 없지 않겠는가?

大, 小柴胡, 俱是兩解表裏之劑, 大柴胡主下, 小柴胡主和;

대시호탕, 소시호탕은 모두 表裏를 함께 풀어주는 방제이며, 대시호탕은 주로
下, 소시호탕은 和가 主다.

和無定體, 故小柴胡除柴胡, 甘草外, 皆加進退,

和는 정해진 몸체가 없는 것으로 소시호탕에 시호, 감초 외에 모두 가감을 할 수 있고,

下有定局, 故大柴胡無加減法也.

下는 정해진 직무가 있으므로 대시호탕은 가감법이 없다.

표17-1. 대시호탕 조문

입니다. 대시호탕 조문 중간에 빨간 박스는 시호에 관한 조문을 발췌해 놓은 것입니다. 앞에 소시호탕을 다룰 때 이야기했었습니다.

대시호탕, 소시호탕에서 시호는 傷寒의 邪熱을 치료해주는데, 發表를 해서 치료한다기보다는 和利를 해주는 쪽으로 하지만 대시호탕 조문에서 보듯이 소시호탕은 和가 主라면, 대시호탕은 和도 해주지만 下가 主라는 차이가 있습니다. 그것은 대시호탕보다 소시호탕에 시호가 더 많이 들어가기 때문일 것 같습니다.

대시호탕에는 지실이 들어가는데 지실은 瀉하고 氣를 깨뜨리며 痰을 행하게 합니다. 지

실이 있고 지각이 있는데 둘 다 탱자나무의 과실로 지실은 어린 탱자를 말린 것으로 작고, 지각은 노랗게 익은 탱자를 말린 것으로 큽니다. 지실은 胸膈을 통하게 하고 아래를 치료하며 지각은 위장을 느슨하게 풀어주고 上焦를 치료합니다.

대시호탕에서는 지실을 썼는데 시호가 肝에서 위로 올라가는 쪽을 뚫어줬다면 지실은 肝에서 아래로 내려가는 쪽을 뚫어준다고 생각하면 좋습니다.

시호와 지실을 같이 쓰면 七衝門을 열어줍니다.

枳實, 枳殼

瀉, 破氣行痰, 枳實小, 地殼大
瀉하고, 氣를 깨뜨리며 痰을 行하게 한다. 지실은 작고, 지각은 크다.

其功皆能破氣, 氣行則痰行喘止, 痞腸消, 痛刺息, 後重除.
그 효능은 모두 氣를 깨뜨리는데, 氣가 行하면 痰도 行하고, 기침이 그치게 되며, 배가 그득한 증상이 사라지고, 찌르는 듯한 통증을 가라앉히며, 후중기를 제거한다.

東垣 曰: 枳實治下, 而主血. 殼穀治上, 而主氣.
이동원은 지실은 아래를 치료하고, 血을 주관한다.
지각은 위를 치료하며 氣를 주관한다고 하였다.

枳實, 枳殼之異同 所主略同. 但枳實利胸膈, 枳殼寬腸胃
지실과 지각이 主治하는 것은 대략 같다.
단, 지실은 胸膈을 통하게 하고, 지각은 위장을 느슨하게 풀어준다.

표17-2. 지실, 지각 조문

그리고 대황이 있는데 대황은 沈而不浮, 走而不守의 성질과 잘게 쪼개는 성질을 가지고 있습니다.

대황을 酒浸하면 가장 높은 곳까지 약력을 끌어올리는데 이렇게 올라가면 아래로 내려가게 하는데 酒蒸大黃을 쓰는 경우에는 머리끝까지 가서 熱을 아래로 끌어내리고, 그냥 大黃을 쓰는 경우에는 음식 등을 아래로 끌어내리는 역할을 합니다. 주증대황은 대황을 아홉 번 찌고, 아홉 번 말리면 대황이 머리까지 올라가서 머리에서 작용한다는 것입니다. 沈而不浮은 가라앉고 뜨지 않는다는 것이고 走而不守은 멈추지 않고 끝까지 계속 간다는 것입니다.

大黃

大瀉血分濕熱, 下有形積滯 血分의 濕熱을 크게 瀉하고, 물질적인 積滯를 내린다.

其性沈而不浮, 其用走而不守, 若酒浸亦能引至至高之分
대황의 성질은 沈而不浮하고, 그 사용은 走而不守이다.
酒浸을 시키면 至高之分(가장 높은 곳까지) 끌어올린다.

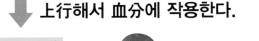
大黃酒浸亦能引至至高之分

上行해서 血分에 작용한다.

沈而不浮

酒浸
大黃
Down시킨다.

走而不守   계속 멈추지 않고 끝까지 간다.

가라앉고, 뜨지 않는다.
대황은 Down시킨다.

가라앉으려면
먼저 올라가야 한다.
가장 높은 곳까지 올라가야
Down이 잘 된다.

표17-3. 대황 조문

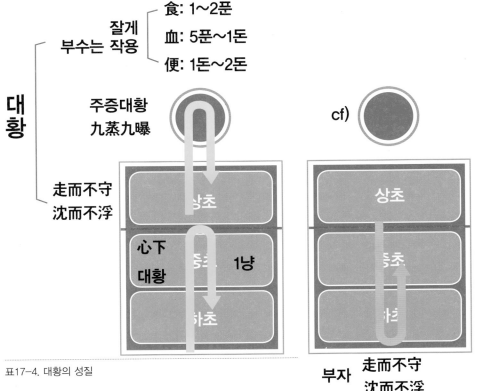

食: 1~2푼
잘게 부수는 작용   血: 5푼~1돈
便: 1돈~2돈

대황

주증대황
九蒸九曝

cf)

走而不守
沈而不浮

상초

心下
대황   중초   1냥

하초

상초

중초

하초

부자   走而不守
沈而不浮

표17-4. 대황의 성질

대황을 그냥 쓰면 心下까지 올라갔다가 心下에서부터 아래로 작용하고, 九蒸九曝한 대황 즉 주증대황을 쓰면 머리끝까지 올라가서 머리에서부터 아래로 작용합니다. 대시호탕에서는 그냥 대황을 쓰고, 삼황사심탕에서는 주증대황을 쓰는 것이 좋습니다.

그리고 대황은 쓰는 용량에 따라서 잘게 쪼개는 것이 달라지는데 대황을 1~2푼을 쓰면 위장에서 음식을 잘게 쪼개기 때문에 소화에 쓰고, 5푼~1돈을 쓰면 血을 쪼개는 역할을 하고, 1~2돈을 쓰면 대변을 잘게 부수기 때문에 변비에 쓰게 됩니다. 대시호탕에서 소화에 쓰려면 1~2푼을 쓰고, 下劑로 쓰게 되면 대황을 1~2돈을 쓰면 됩니다.

대시호탕에서 반하는 七衝門 중에서 噴門을 열어 아래로 내려가도록 하는 역할로 보시면 됩니다. 噴門이 막혀있으면 음식이 내려가지 못하기도 하고 上焦에서 내려가야 할 것이 내려가지 못해 다시 올라가는 逆上이 생기기도 합니다.

噴門이 막혀있으면 속이 답답하면서 체했다고 느끼게 되는 것이고, 逆上이 생기면 메스껍거나 기침이 심하게 나타나기도 하는 것입니다.

대시호탕에 들어가는 본초는 이 정도로 살펴보고 다시 대시호탕 자체의 역할을 알아보겠습니다. 소시호탕에서 인삼이 빠지고 작약, 지실, 대황이 들어간 약이 대시호탕입니다.

대시호탕

시호, 작약, 지실, 대황, 황금, 반하, 생강, 대추
(= 사역산 – 감초)
= 소시호탕 + 작약, 지실, 대황 – 인삼
　　　　　腸 내의 압력을 높여서 설사를 시켜 위장을 편안하게 해준다.
　　　　　急을 풀어준다.
= 삼황사심탕 + 소시호탕 + 작약, 지실
　 – 황련　　　 – 인삼
= 시호, 황금, 작약 + 지실, 대황 + 반하, 생강, 대추
　　 淸熱　　　　　 疎泄　 명치 쪽 膈을 뚫어준다.

표17-5. 대시호탕의 구성

작약, 지실, 대황은 腸內의 압력을 높여서 설사를 시킬 수 있습니다. 그래서 下劑로 쓸 수 있고 急을 풀어줄 수 있습니다.

조문에 보면 心下急이라고 나오는데 急이라는 것은 쪼임입니다. 명치 쪽이 심하게 쪼여서 통증이 오는 것입니다. 대시호탕을 분석해보면 淸熱을 시키는 약은 시호, 황금, 작약이고, 疎泄을 시키는 약은 지실입니다. 대황은 잘게 쪼개고 心下에서 작용하여 아래로 내려가게 해줍니다. 시호, 지실은 七衝門을 열어주고 작약은 淸熱작용을 하여 肝火를 줄여주면서 복통을 잡을 수 있습니다.

肝火를 꺼주는 약은 작약, 시호, 황금, 지실 이렇게 4개가 있는데 작약을 써서 肝火를 끄는 방법은 建中劑고 柴胡와 黃芩을 써서 肝火를 끄는 것은 소시호탕이며 시호, 지실, 황금, 작약 이렇게 4가지를 다 써서 肝火를 끄는 것은 대시호탕입니다.

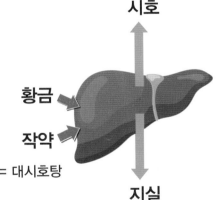

肝火를 꺼주는 약

1. 작약을 써서 肝火를 끄는 방법 = 建中
2. 시호, 황금을 써서 肝火를 끄는 방법 = 소시호탕
3. 시호, 지실, 황금, 작약을 써서 肝火를 끄는 방법 = 대시호탕

그림17-1. 肝火를 꺼주는 약

대시호탕에는 肝火를 꺼주는 4가지 약이 다 들어가 있습니다.

시호는 위쪽으로 膈을 뚫고 올라가게 해주고, 지실은 아래쪽으로 흘려보내 주며, 작약은 수렴을 시켜서 肝火를 줄여주고, 황금은 시호를 도와 熱을 꺼서 肝火를 줄여줍니다. 이것이 淸熱, 疎泄입니다. 그리고 반하는 명치 쪽의 膈 즉 噴門을 뚫어줍니다.

대시호탕은 柴胡證의 증상이 하나 이상 있으면서 변비가 있거나 체해서 답답하거나 명치 쪽에 통증이 있거나 脇痛이 있거나 大逆上으로 한 번 메스꺼우면 계속 메스껍거나 방귀가 자주 나오고 냄새가 심한 증상에 쓸 수가 있습니다.

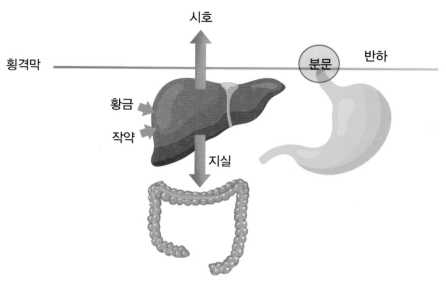

시호, 지실: 七衝門을 열어준다. 흘려보낸다.
대황: 잘게 쪼갠다. 뭉친 것을 풀어준다.
작약, 황금: 淸熱
반하: 분문이 막혀있는 것을 풀어준다.

그림17-2. 대시호탕

大柴胡湯

往來寒熱	七衝門을 열어준다. ➡ 변비, 체
心煩喜嘔	
默默不欲飮食傷	心下急 ➡ 명치의 통증, 脇痛
胸脇苦滿	
嘔而發熱	嘔不止 ➡ 한 번 메스꺼우면 계속 메스껍다.
諸黃疸의 腹中痛	(大逆上)
膻中의 압통	
眩暈, 脹痛, 炎癥腫	轉失氣 ➡ 방귀가 자주 나오고 방귀 냄새가 심하다.
목, 어깨	(방귀)

이 증상들 중 하나 이상의 증상이 있다.

표17-6. 대시호탕 분석

18. 반하사심탕

반하사심탕

= 황금, 황련, 반하, 인삼, 감초, 건강, 대추
백출 대신 반하가 들어간 이중탕

= 소시호탕 + 황련 − 시호 + 건강 − 생강

= 삼황사심탕 − 대황 + 반하 + 이중탕

少陽病에서 結胸이 아니면서 胸脇苦滿이 아니면 心下痞입니다. 心下痞에는 반하사심탕을 쓰는데 감기에는 쓸 일이 별로 없어서 간단하게만 보고 넘어가겠습니다. 금궤요략에 보면 嘔而腸鳴, 心下痞者, 半夏瀉心湯主之라고 되어 있습니다. 메스껍거나 배에서 소리가 나고, 명치 쪽이 답답하면 반하사심탕을 쓴다고 되어 있습니다.

嘔而腸鳴, 心下痞者, 半夏瀉心湯主之
메스껍거나, 배에서 소리가 나고, 명치 쪽이 답답하면 반하사심탕을 쓴다.

傷寒五六日, 嘔而發熱者, 柴胡湯證具. 而以他藥下之, 柴胡證仍在者, 復與柴胡湯. 此雖已下之, 不爲逆. 必蒸蒸而振, 却發熱汗出而解. 若心下滿而鞕痛者, 此爲結胸也. 大陷胸湯主之. 但滿而不痛者, 此爲 , 柴胡不中與之. 宜半夏瀉心湯

상한 오육일에 메슥거리고 열이 나는 자는 시호증이 있는 것이다. 소시호탕이 아닌 다른 약으로 下법을 사용하였는데도 시호증이 남아 있으면 다시 소시호탕을 사용한다. 이는 비록 下법을 사용했을 지라도 逆은 아니기 때문이다.
속이 끓고 열이 없으면 땀을 내서 풀어버리나 명치가 꽉 찬 것 같고 단단하고 통증이 있는 자는 결흉이라 하니 대함흉탕을 쓴다. 단 답답하게 꽉 차 있더라도 통증이 없는 것은 痞라 하니 소시호탕을 쓰지 않고 반하사심탕을 사용한다.

표18-1. 반하사심탕 조문

心下急은 통증이었는데, 心下痞는 답답함입니다. 心下急에는 대시호탕을 쓰고 心下痞에는 반하사심탕을 씁니다.

痞라는 것은 답답함입니다. 무언가 火로 인해서 팽창되니까 七衝門 중에 噴門을 압박하는 것과 같은 상황이 나타나게 됩니다. 噴門이 막히게 되면 명치 쪽이 답답하게 되고, 또한 막혀있으니까 내려가지 못하고 逆上이 생겨 메스꺼움이 생기게 됩니다. 또 위쪽으로는 逆上이 생기고, 아래쪽으로는 배에서 꾸르륵 꾸르륵 소리가 나는 腸鳴이 생기게 됩니다. 위장에 水가 있으면 이 水로 인해서 위장이 차가워지게 됩니다. 이로 인해 배에서 꾸르륵 꾸르륵하는 소리가 나게 됩니다. 이것을 寒水凌於內라고 하고 이것은 漁際靑絡으로 확인을 할 수 있습니다.

그래서 황련, 황금으로 그 熱을 제거하고 반하로 氣를 소통시켜 아래로 내려가게 하는 것입니다. 막힌 것을 통하게 하는 것이 痞를 제거하고 메스꺼움과 腸鳴을 없애는 것입니다.

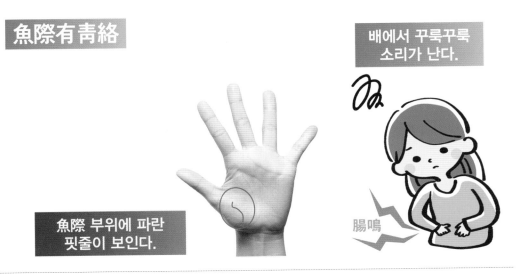

그림18-1. 장명이란?

痞滿.(燥濕開鬱. 仲景 治九種心下痞, 五等瀉心湯, 皆用之)

濕이 끼어있는 것을 痞滿이라고 한다(燥濕하고, 울체된 것을 풀어준다).
장중경은 9종류의 心下痞를 치료하기 위해 5종의 瀉心湯을 사용하였는데,
여기에는 모두 황련이 들어가 있다)

五等瀉心湯 : 반하사심탕, 감초사심탕, 생강사심탕, 삼황사심탕, 대황황련사심탕

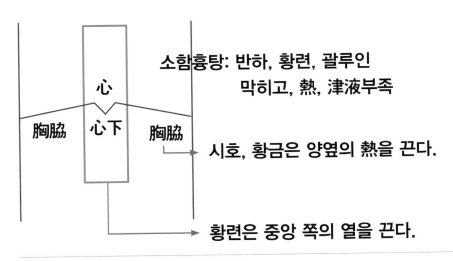

표18-2. 반하사심탕 조문 중 비만

장중경은 心下痞를 치료하기 위해 반하사심탕, 감초사심탕, 생강사심탕, 삼황사심탕, 대황황련사심탕을 썼는데 여기에는 모두 황련이 들어 있습니다.

반하사심탕

= 황금, 황련, <u>반하</u>, 인삼, 감초, 건강, 대추
백출 대신 반하가 들어간 이중탕
= 소시호탕 + 황련 − 시호 + 건강 − 생강
= 삼황사심탕 − 대황 + 반하 + 이중탕

표18-3. 반하사심탕의 구성

황련은 중앙 쪽의 熱을 꺼주는 역할을 합니다. 소함흉탕에서도 上焦의 熱을 끄기 위해서 황련이 들어가 있었습니다.

시호, 황금, 반하, 인삼, 감초, 생강, 대추
= 소시호탕

황금, 황련, 반하, 인삼, 감초, 건강, 대추
= 반하사심탕

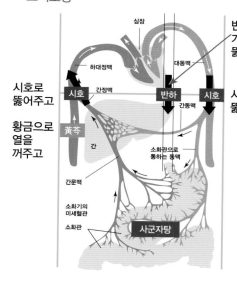

肝을 통하게 하니까 소화기계가 통하게
되어서 복통이 없어진다.

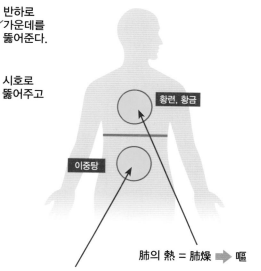

腸鳴(腹鳴): 배에서 꾸르륵 거린다.
胃上有寒: 배에 물이 있어서 별로 좋지 않다.

그림18-2. 소시호탕과 반하사심탕

반하사심탕은 황금, 황련, 반하, 인삼, 감초, 건강, 대추로 되어 있는 약인데 반하, 인삼, 감초, 건강에서 반하를 백출로 바꾸면 이중탕이 됩니다. 그래서 반하사심탕은 백출 대신 반하가 들어간 이중탕이 포함된 약이라고 생각해도 됩니다. 이중탕은 胃寒으로 인해서 배가 냉해진 것을 따뜻하게 해줄 수 있는 약입니다.

上焦는 어떤 熱로 인해 燥해져 있는 상태이기에 噴門이 막혀서 逆上이 생겨있고 中焦는 水로 인해 寒이 있는 상태를 치료하는 약이 바로 반하사심탕입니다.

19. 인후통

목이 아파요

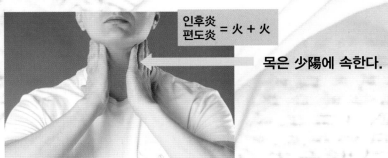

인후炎
편도炎 = 火 + 火

목은 少陽에 속한다.

火 + 火 ➡ 炎 ➡ 炎 ➡ 火
　　　　　　　　　시호제 + 해독제

↑　　↑
虛熱　肝火

이 책에서는 감기에 한정해서 살펴본 것이기 때문에 이 정도로 少陽病에 대한 이야기가 끝납니다.

또 傷寒論만 다루고 있는 것은 아니기 때문에 감기의 증상으로 보면 앞에서 소시호탕을 다룰 때 인후통이 있었습니다.

감기로 인해서 목이 아픈 증상에 대해 조금 더 살펴보고 陽明病으로 넘어가도록 하겠습니다.

감기에 걸리면 발열, 두통, 몸살, 기침, 가래, 콧물도 있지만 침을 삼킬 때 목이 아픈 증상도 동반이 되는 경우가 많습니다.

침을 삼킬 때 목이 아프거나 칼칼한 것은 서양의학에서는 병원균이 침범하니까 이를 막기 위해서 나타나는 증상이라고 말합니다. 그것도 맞는 말이지만 한방에서는 太陽이 아니라 少陽에서 몸과 寒이 싸워서 나타나는 증상입니다.

목이 아파요

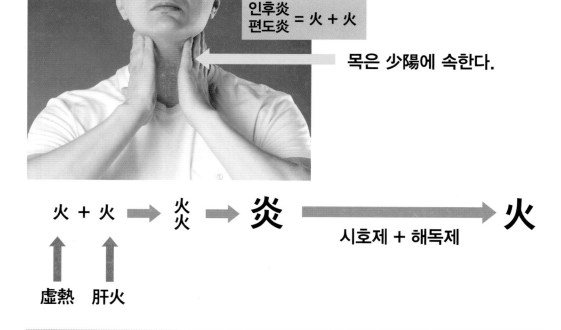

그림19-1. 목이 아파요

왜냐하면 목이라는 부위도 少陽이기 때문입니다. 少陽의 단계에서 少陽부위에 증상이 나타나는 것입니다.

목이 아플 때 쓸 수 있는 약으로는 첫 번째로 소시호탕이 있습니다. 소시호탕 조문에 보면 淋巴腺腫脹이 나옵니다. 寒이 침범해서 少陽의 단계로 오면 疎泄이 안 되기 때문에 肝火가 생깁니다. 그런데 肝火만으로는 炎이 되지 않습니다.

火는 火입니다. 炎이 아닙니다. 炎이 되려면 火+火가 되어야만 합니다.

보통은 虛熱과 肝火가 합쳐지면 炎이 됩니다. 만성적인 염증이 있는 사람은 虛熱을 끄기 위해서 虛를 잡으면서 肝火를 잡는 약을 같이 써줘야 합니다. 그리고 해독제도 같이 써줘야 합니다.

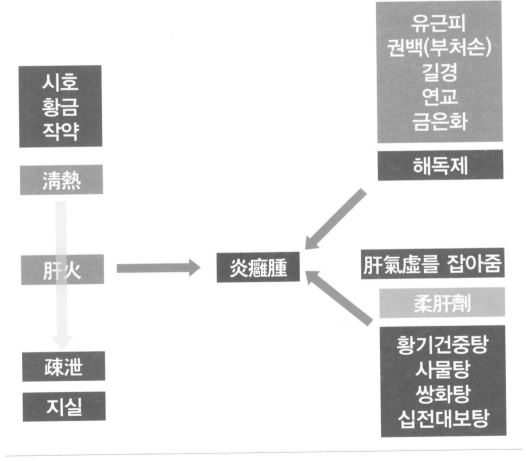

표19-1. 염옹종

肝火는 우리 몸에서 炎癰疽腫으로 됩니다.

炎이라는 것은 말 그대로 염증입니다.

그리고 癰疽가 있는데 癰은 악창(고치기 힘든 부스럼), 헐거나 곪는 병증입니다. 疽에 비해 얕은 곳에 생기며 그 범위가 좁고 병의 경과가 빠르며 곪아 터진 다음에 쉽게 아뭅니다. 반면 疽는 癰에 비해 깊게 생기고 범위가 넓으며 잘 곪지도 잘 삭지도 않고 곪아 터진 뒤에도 잘 아물지 않으며 오래갑니다.

腫이라는 것은 종기, 부스럼, 종양인데 이것도 밖으로 볼록하게 나옵니다.

炎癰疽腫은 통하지 않고 정체되어서 일어나는 熱입니다.

그래서 肝을 통하게 하면서 炎癰疽腫의 熱을 꺼야 합니다. 이것을 解毒이라고 합니다.

즉, 炎癰疽腫을 없애기 위해서는 肝을 통하게 하고 解毒을 시켜야 합니다.

炎癰疽腫을 없애기 위해서는 肝火를 꺼주고 炎癰疽腫을 풀어주는 약을 같이 써주는 것이 좋습니다. 肝火를 꺼주는 약은 淸熱劑와 疏泄劑입니다. 淸熱劑로는 시호, 황금, 작약이 있고 疏泄劑로는 지실이 있습니다.

그리고 해독제로는 유근피, 권백(부처손), 길경, 금은화, 연교 등이 있습니다.

肝火를 꺼주고 해독제를 써서 풀어주는 것은 간에 부담이 갈 수 있습니다. 때문에 肝氣虛를 잡아 간에 힘을 넣어줄 수 있는 약이 필요한데 그것이 柔肝劑입니다. 柔肝劑로는 황기건중탕, 사물탕, 쌍화탕, 십전대보탕 등이 있습니다.

肝火와 炎癰疽腫을 풀어내는 약을 살펴봤으니 우리가 직접적으로 쓸 수 있는 방제가 무엇이 있는지를 살펴보도록 하겠습니다.

먼저 우리가 염증을 가라앉히기 위해서 많이 쓰는 약이 배농산급탕입니다.

배농산급탕은 작약, 지실, 길경, 생강, 대추, 감초로 되어 있습니다.

바로 앞에서 炎癰疽腫을 없애기 위해서는 肝을 통하게 하고 해독을 시켜야 한다고 이야기했습니다. 肝을 통하게 하기 위해 작약과 지실(지각을 써도 된다)을 쓰고, 해독제 중에서 제일 대표적인 약인 길경을 넣고 여기에 생강, 대추, 감초를 넣으면 이것이 바로 배농산급탕입니다.

그리고 길경은 인경작용을 하는데 위로 올라가 목까지 작용하며 表로 갑니다. 이처럼 배농산급탕은 表와 목의 炎癰腫에 작용합니다.

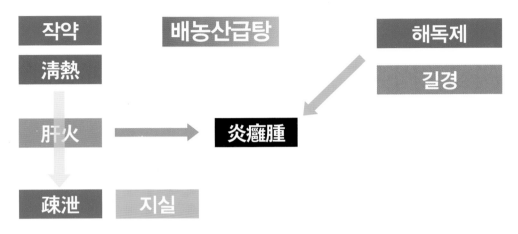

감초, 건강, 길경, 대추, 지실, 작약
　　　　약력이 상행　淸熱, 疏泄로 肝火가 염증으로 되지 않도록 해준다.
길경은 모든 약력을 상행하여 인후부(목)까지 인경시킨다. 해독제이다.
배농산급탕은 上焦, 表의 염옹종에 작용한다.

표19-2. 배농산급탕

그리고 炎癰腫에 쓰는 약 중에 탁리소독음이 있습니다.

탁리소독음은 작약, 당귀, 인삼, 백출, 감초, 복령, 백지, 진피, 황기, 금은화, 연교로 되어 있습니다. 작약과 당귀는 四物湯으로 생각하면 되고 인삼, 백출, 감초, 복령은 四君子湯입니다. 백지는 陽明으로 인경을 시키고 황기는 柔肝劑이며 금은화, 연교는 해독제입니다. 탁리소독음은 옹저가 6~7일이 되었는데도 없어지지 않으면 씁니다. 아직 성하지 않았으면 사그라들게 하고 이미 성했으면 터져서 없어지게 해주며, 氣血을 강화시키고 脾胃를 살려 독기가 내부를 공략하지 못하게 합니다. 또 毒이 고름으로 쉽게 배출되게 하여 肌肉을 빨리 만들어 줍니다. 柔肝劑가 육아생성작용으로 새살을 빨리 돋게 해줍니다.

托裏消毒飮이라는 방제명에서도 알 수 있듯이 裏에 작용하는 약입니다. 그래서 일반적으로 감기에서 목이 아플 때는 사용하지 않습니다.

그리고 길경석고탕이 있는데, 길경석고탕은 방제의 이름에서도 알 수 있듯이 길경과 석고로 되어 있는 약입니다. 석고는 陽明에서 다루겠지만 陽明熱을 꺼주는 약입니다. 그리고 길경이 목으로 인경을 시킵니다.

석고는 굉장히 찬 약입니다. 그래서 목의 陽明熱을 꺼주는데 이 길경석고탕을 쓰려면 목이 아주 뻘겋게 되어 있는 상태여야 합니다.

석고는 굉장히 寒性이 강하기 때문에 그렇게 많이 쓰는 약은 아닙니다.

형개연교탕은 길경, 감초, 강귀, 형개, 방풍, 백지, 시호, 작약, 지실, 천궁, 치자, 황금, 연교로 되어 있는 약인데 四物湯으로 活血을 시키고 시호, 황금, 치자로 淸熱을 해서 염증을 제거하는데, 백지가 들어있어서 감기로 인해서 오는 중이염, 축농증, 안질환에 쓸 수 있습니다. 인후통에는 사용하지 않습니다.

또 炎癧腫에 쓰는 약으로 귀출파징탕이 있습니다. 삼릉, 봉출, 향부자, 백작약, 적작약, 당귀, 청피, 오약, 계지, 홍화, 소목으로 구성된 가장 센 瘀血劑이며, 계지복령환으로 파괴되지 않은 癥을 없앱니다. 귀출파징탕도 인후통에는 쓰지 않습니다.

20. 은교산

은교산

길경, 두시, 담죽엽, 박하, 영양각, 연교, 형개, 우방자, 감초, 금은화

   두시, 담죽엽, 영양각: 淸熱

   연교, 형개, 우방자, 금은화: 炎癰腫을 풀어낸다.(해독제)   길경: 목으로 인경

  ➡ 溫病으로 인한 熱이 炎을 일으킨 것에 쓰는 약

그리고 우리가 잘 아는 은교산이 있습니다.

은교산은 청나라의 오국통이라는 사람이 쓴 온병조변에서 나옵니다. 온병학파는 傷寒論으로 치료가 되지 않는 것들을 해결하기 위해서 나온 학파로, 온병에 대한 질병의 병리기전과 치료법을 고민하였는데 현대의 편도선염이나 폐렴과 같은 호흡기 질환이나 콜레라, 이질, 장티푸스와 같은 수인성 전염병에 해당하는 연구를 하였습니다.

溫病條辨

6권이다. 청(淸)나라 오국통(吳鞠通)이 1798년에 지었다. 지은이는 張仲景의 《傷寒論》체제를 본받고 明淸시대 溫病學者의 학술 경험을 받아들였으며, 간단명료한 글로 편(篇)과 조(條)로 나누어 온병의 三焦辨證 및 치료법을 논증·분석하였고 몸소 소주(小注)를 달았다. 책의 첫머리는 원병편(原病篇)으로 《內經》의 온병과 관계있는 조문(條文)을 인용하여 논술하고 주석(注釋)을 달았다. 권1~3은 三焦溫病을 나누어 논술하였고 권4는 잡설(雜說)·구역(救逆) 및 큰 병이 갓 나은 뒤의 몸조리를 논술하였다.

권5 해산난(解産難)과 권6 해아난(解兒難)은 오로지 산후조리·보태(保胎)와 급성 소아 경련·만성 소아 경련 및 두진(痘疹)·감질(疳疾) 등을 논술하였다. 전서(全書)는 내용이 풍부하고 조리가 체계적이다. 오국통은 온병을 三焦변증으로 변증(辨證)하였고 유하간(劉河間)을 본받았으며, 명·청 시대의 학파 가운데에서 섭천사(葉天士)를 높이 받들어 모셨다. 그는 변증과 치료·방제에서, 섭천사의 치료 경험을 많이 모아 적었다. 이것은 매우 실용적이어서 세상에 널리 퍼지어 전하는 온병에 관한 유명한 책이다.

이 책이 세상에 나온 뒤 주무조(朱武曹) 씨가 모자라는 내용을 보태고 잘못된 부분을 바로잡아 고친 책이 있고, 또한 왕사웅(王士雄)·섭림(葉霖)·정설당(鄭雪堂) 등 세 사람이 평론과 주석(注釋)을 단 책이 있는데 책 이름을 《증보평주온병조변(增補評注溫病條辨)》이라고 하였다. 1958년에 상해위생출판사에서 이것을 근거로 하여 이 책을 거듭 찍어 냈다. 이 밖에 또 여러 가지 간행본이 있다.

출처: 네이버 지식백과

溫病由口鼻而入, 鼻氣通於肺, 口氣通於胃, 肺病逆傳, 則爲心包. 上焦病不治, 則傳中焦, 胃與脾也, 中焦病不治, 則傳下焦, 肝與腎也. 始上焦, 終下焦

온병은 코와 입으로 침입하는데 코는 기가 폐와 통하고 입은 기가 위(胃)와 통하며, 폐의 병사(病邪)가 역전(逆傳)하면 심포병이 된다. 상초병이 낫지 않으면 중초, 즉 위(胃)와 비(脾)로 들어가고 중초병이 낫지 않으면 하초, 즉 간(肝)과 신(腎)으로 들어간다. 상초에서 시작하여 하초에서 마친다.

출처: 제1장 온병학의 형성과 발전

溫病은 傷寒과 침입 경로가 다릅니다. 傷寒은 風府穴과 膀胱經을 통해서 침범하지만 溫病은 코와 입 즉 호흡기를 통해 침범해 들어옵니다. 코로 들어오면 咽을 통해서 肺로 가고, 입으로 들어오면 喉를 통해서 위장으로 가게 됩니다.

溫病의 침입 경로

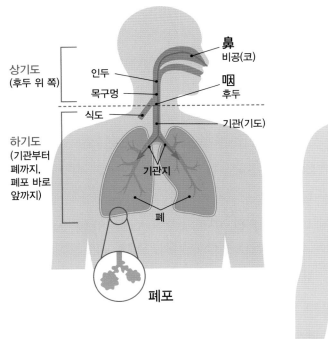

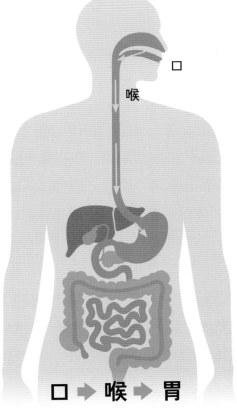

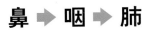

그림20-1. 溫病의 침입경로

傷寒에서는 太陽, 少陽, 陽明이 있습니다. 太陽病에서는 寒을 막기 위해 液의 쏠림이 있어서 惡寒, 發熱이 있으며 膀胱이 收引, 수축해서 氣化부족으로 인해 液이 肺에 정체되어 水在肺가 나타납니다. 少陽病에서는 往來寒熱이 생겼고, 陽明病에서는 惡寒이 없으면서 高熱이 나타납니다.

溫病에서는 惡寒이 없고 高熱이 나타나게 되는데 傷寒에서의 陽明의 개념이 溫病에서는 上焦의 개념과 유사합니다. 그리고 寒이 熱로 바뀌어서 燥하게 만드는 특징이 있습니다. 燥하게 하고 灼 즉 태워버립니다.

溫病은 熱이기 때문에 惡寒이 없으면서 發熱이 있고, 燥하게 하기 때문에 말라서 입 마름이 있게 됩니다. 그래서 시원한 약제를 위주로 쓰는데 그것이 바로 은교산입니다.

은교산의 조문에 보면 惡寒이 없이 發熱만 있으면서 구갈이 있으면 맵고 시원한 약 가운데 무난한 약제인 은교산으로 치료한다고 되어 있습니다.

그리고 太陰溫病으로 惡寒, 惡風이 있는데 계지탕을 복용해서 惡寒은 풀렸지만 다른 증상이 풀리지 않았으면 은교산으로 치료한다고 되어 있습니다.

太陰風溫 · 溫熱 · 溫疫 · 冬溫, 初起惡風寒者, 桂枝湯主之; 但熱不惡寒而渴者, 辛凉平劑銀翹散主之.
溫毒 · 暑溫 · 濕溫 · 溫瘧, 不在此例.

태음풍온, 온열, 온역, 동온병 초기에 오한이 있으면 계지탕을 쓴다. 오한이 없이 발열만 있으면서 구갈이 있으면, 맵고 시원한 약 가운데 무난한 약제인 은교산으로 치료한다.
온독, 풍온, 습온, 온학에는 쓰지 않는다.

太陰溫病, 惡風寒, 服桂枝湯已, 惡寒解, 餘病不解者, 銀翹散主之: 餘證悉減者, 減其制.

태음온병으로 惡風寒이 있는데, 계지탕을 복용하고 오한은 풀렸으나 남은 병이 풀리지 않았으면 은교산으로 치료한다. 다른 증이 모두 가벼워졌으면 그 분량을 줄인다.

표20-1. 은교산 조문

그렇다면 은교산은 처방 구성이 어떻게 되어 있을까요? 은교산은 길경, 두시, 담죽엽, 박하, 영양각, 연교, 형개, 우방자, 감초, 금은화로 되어 있습니다.

금은화	性: 甘寒入肺 散熱解毒(淸熱卽是解毒)
연교	性: 微寒, 升浮 消腫, 排膿 모든 結한 것을 흩는다.
담죽엽	性: 微苦而凉 利小便, 瀉火, 凉肺淸心
두시	宣解表, 除煩 - 解表하며 煩을 없앤다. 콩의 성질은 생것은 平하고, 볶아서 익히면 熱하며, 삶으면 차고, 豆豉를 만들면 冷하다. 發汗解肌, 調中下氣
우방자	性: 辛平 潤肺, 解熱散結, 除風, 利咽膈, 理痰嗽, 消班疹, 利二便, 行十二經 ⬆ 온몸에 붉고 좁쌀만 한 것이 돋는 병
영양각	瀉心肝火 苦鹹微寒, 羊屬火, 而羚羊屬木 영양은 性이 신령스러우며 그 精이 뿔에 있다. 그러므로 사기를 물리치면서도 여러 가지 독을 풀어준다.

표20-2. 은교산의 본초 구성

두시, 담죽엽, 영양각은 淸熱劑로 작용을 하고, 형개, 연교, 우방자, 금은화는 해독제로서 炎癰腫을 풀어냅니다.

그리고 길경은 해독제이면서 목으로 인경을 시키는 역할을 합니다.

그래서 은교산은 溫病으로 인한 熱이 炎을 일으켰을 때 쓰는 약입니다.

은교산

길경, 두시, 담죽엽, 박하, 영양각, 연교, 형개, 우방자, 감초, 금은화

두시, 담죽엽, 영양각: 淸熱

연교, 형개, 우방자, 금은화: 炎癰腫을 풀어낸다.(해독제)

길경: 목으로 인경

➡ 溫病으로 인한 熱이 炎을 일으킨 것에 쓰는 약

출처: 온병조변

表20-3. 은교산 구성

21. 구풍해독탕

은교산

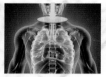

風熱(온병)의 침범 ➡ 燥 ➡ 灼

길경(목으로 上行시킨다)

형개, 박하(熱을 식힌다)

우방자, 금은화, 연교
두시, 담죽엽, 영양각 (炎)

오한이 없으면서 목이 아플 때
초기의 목통증에 쓴다.
인후의 염증에 초점
출전: 온병조변

구풍해독탕

동의 = 精氣神의 이론

風의 침범

길경(목으로 上行시킨다)

강활, 방풍(風을 없앰, 통증)

형개, 방풍(熱을 식힌다)

우방자, 연교(炎)

석고(大寒)

오한이 없으면서 목이 아플 때

림프의 液을 풀어냄

인후의 통증에 초점
출전: 동의보감

소시호탕

목 = 少陽

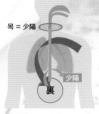

傷寒에 의한 인후통
스트레스로 인한 인후통

시호 황금	인삼, 반하 생강, 대추, 감초

오래된 인후통
往來寒熱
(추웠다 더웠다하면서 목이 아프다)
출전: 상한론

배농산급탕

肝火 ➡ 炎癰腫

清熱(작약)   해독(길경)
疏泄(枳實, 枳殼)

길경(목으로 上行시킨다)
(위로 올라가는 것은
Down시키기 위함)

지실 – 物質을 흘려보냄

지각 – 氣質을 흘려보냄

지실+길경 – 물질을 끌어내림

지각+길경 – 기질을 끌어내림
출전: 춘림헌방함(일본약전)

은교산과 더불어 인후통에 많이 쓰는 구풍해독탕이 있습니다.

구풍해독산(驅風解毒散)은 명나라 의서인 공정현의 만병회춘과 허준이 집대성한 동의보감에 실려 있습니다. 다만, 요즘 우리가 판매하는 약은 만병회춘과 동의보감 원방에 근거하지 않고 일본 의약품집에 수록된 구풍해독탕(驅風解毒湯)을 기본으로 삼고 있습니다. 일본 의약품집에 있는 구풍해독탕은 구풍해독산에 길경, 석고를 더한 처방입니다.

驅風解毒湯은 처방 이름에서도 알 수 있듯이 風을 몰아내고 해독을 시키는 약입니다. 그렇다는 것은 風이 침범을 했고, 몸이 이 風에 대해 저항하여 어떠한 증상이 나타난다는 것을 말합니다. 風이 침범하면 이 風에 대해 몸이 저항하여 液이 정체가 됩니다. 液이 정체가 되어 熱과 통증이 나타나고, 인후가 부으면서 통증이 나타나게 됩니다.

구풍해독탕　형개, 강활, 방풍, 길경, 연교, 우방자, 석고

風의 침범 ➡ 風에 대해서 저항 ➡ 液의 정체

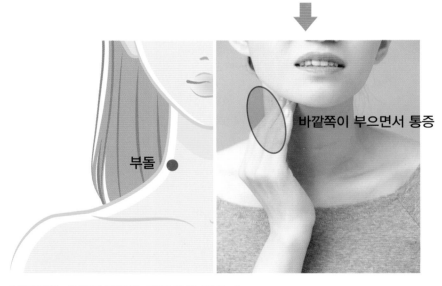

부돌혈은 흉쇄유돌근의 가운데에 있으며
천정혈은 흉쇄유돌근의 바깥쪽으로 부돌혈 한 치 아래에 있습니다.

그림21-1. 구풍해독탕

구풍해독탕은 형개, 강활, 방풍, 길경, 연교, 우방자, 석고로 되어 있는 약입니다. 강활

과 방풍은 통증을 잡는 역할을 하고, 형개와 방풍의 조합은 熱을 풀어내는 역할을 합니다. 그리고 길경, 석고, 연교, 우방자는 해독제로 炎癧腫을 풀어내고, 길경이 목으로 인경시키는 역할을 합니다. 그래서 구풍해독탕은 몸살이 있으면서 목에 염증이 있는 증상에 사용합니다. 염증을 가라앉히는 것은 은교산이 더 강하고 인후통증은 구풍해독탕이 더 강합니다.

구풍해독탕

길경, 석고, 연교, 우방자, 감초, 방풍, 강활, 형개

┌ 강활, 방풍: 痛을 풀어낸다.
│ 형개, 방풍: 熱을 풀어낸다.　　　　길경: 목으로 인경
└ 길경, 석고, 연교, 우방자: 해독제

➡ 熱나고 몸살에 염증 (염증 : 은교산 〉 구풍해독탕)

표21-1. 구풍해독탕의 구성

은교산

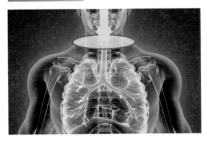

風熱(온병)의 침범 ➡ 燥 ➡ 灼
길경(목으로 上行시킨다)
형개, 박하(熱을 식힌다)

┌─────────────────┐
│ 우방자, 금은화, 연교 │ (炎)
│ 두시, 담죽엽, 영양각 │
└─────────────────┘

오한이 없으면서 목이 아플 때
초기의 목 통증에 쓴다.
인후의 염증에 초점

출전: 온병조변

구풍해독탕

동의 = 精氣神의 이론

風의 침범

길경(목으로 上行시킨다)
강활, 방풍(風을 없앰, 통증)
형개, 방풍(熱을 식힌다)
우방자, 연교(炎)
석고(大寒)
오한이 없으면서 목이 아플 때
림프의 液을 풀어냄
인후의 통증에 초점

출전: 동의보감

그림21-2. 은교산과 구풍해독탕 비교

그래서 인후염, 인후통에 쓰는 은교산, 구풍해독탕, 소시호탕, 배농산급탕을 비교해보면 은교산은 오한이 없으면서 초기의 목 통증에 쓰는데 인후의 염증에 초점이 맞춰진 약이고, 구풍해독탕은 오한이 없으면서 목이 아플 때 쓰는데 인후의 통증에 초점이 맞춰진 약입니다.

소시 호탕은 傷寒에 의한 인후통이나 스트레스 즉, 肝火로 인한 인후통과 오래된 인후통에 쓸 수 있습니다. 그리고 往來寒熱이 있어야 합니다.

배농산급탕은 淸熱, 疎泄, 解毒劑로 上焦의 염증에 쓸 수 있습니다.

소시호탕

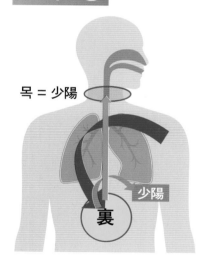

목 = 少陽

少陽

裏

傷寒에 의한 인후통
스트레스로 인한 인후통

시호 황금	인삼, 반하 생강, 대추, 감초

오래된 인후통
往來寒熱
(추웠다 더웠다 하면서 목이 아프다)

출전: 상한론

배농산급탕

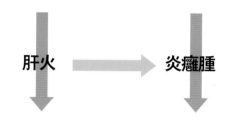

肝火 → 炎癰腫

淸熱(작약)   해독(길경)
疎泄(枳實, 枳殼)

길경(목으로 上行시킨다)
   (위로 올라가는 것은
    Down시키기 위함)

지실 – 物質을 흘려보냄
지각 – 氣質을 흘려보냄

지실+길경 – 물질을 끌어내림
지각+길경 – 기질을 끌어내림

출전: 춘림헌방함(일본약전)

그림21-3. 소시호탕과 배농산급탕 비교

22. 陽明病과
백호가인삼탕

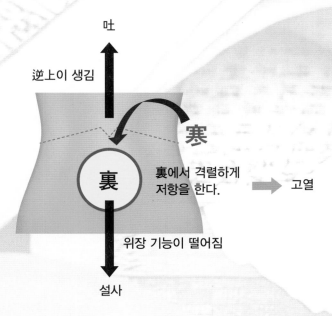

토

逆上이 생김

寒

裏

裏에서 격렬하게
저항을 한다.   ⟹ 고열

위장 기능이 떨어짐

설사

이제 陽明病으로 넘어가도록 하겠습니다.

陽은 寒에 대해 저항을 한다는 것이고 저항으로 熱이 납니다. 明은 '밝을 명'으로 명확하게 드러나는 것입니다.

즉, 陽明이라는 것은 저항이 명확하게 나타난다는 것입니다. 저항이 명확하게 나타난다는 것은 熱이 심하게 난다는 뜻입니다.

왜 저항을 할까요? 寒은 우리 몸을 죽이기 위해서 들어옵니다. 그래서 寒이 이기게 되면 죽게 됩니다. 죽지 않으려면 寒과 싸워서 이겨야 합니다. 이것이 바로 저항입니다. 그런데 저항은 熱로써 하고 저항을 심하게 한다는 것은 熱이 심하게 난다는 것이므로 고열이 나타나게 됩니다.

寒에 대한 抵抗의 最高潮

陽明 ➡ 高熱

저항   명확하다.
저항하는 것이 명확하게 드러난다.

寒 = 邪: 목적은 사람을 죽이는 것
⬅➡ 사람은 正氣를 이용해서 살기 위해 노력 대부분의 병은 津液이 빠져서 온다.
寒은 어떻게 해서든 津液을 없애려고 한다.

표22-1. 고열

일본식 古方의 관점으로 보면 太陽에서 못 막으면 少陽까지 들어오고 少陽에서도 못 막으면 陽明까지 들어옵니다. 陽明에서도 못 막으면 죽기 때문에 몸은 몸에서 낼 수 있는 최대한으로 저항을 하게 됩니다. 그래서 高熱이 나타나는 것으로 봤습니다.

중국식 古方의 관점으로 보면 太陽에서 못 막으면 陽明으로 들어오는데 저항하는 힘이 약하면 少陽까지 나가서 걸리고, 저항하는 힘이 강하면 바깥까지 나가서 高熱이 나타나는 것으로 봤습니다.

熱이라는 것은 안에서 밖으로 나가려는 성질을 가지고 있기 때문에 熱의 힘이 적으면 조금만 나가고, 熱의 힘이 크면 바깥까지 나가게 되는 것입니다.

그럼 이렇게 고열이 나면 어떤 약을 써야 할까요?

제일 대표적인 약이 백호탕, 백호가인삼탕입니다.

백호라는 것은 석고를 말합니다.

백호탕은 석고, 지모, 갱미, 감초로 되어 있고, 백호가인삼탕은 여기에 인삼을 더 가한 약입니다.

그렇다면 석고는 어떤 약일까요?

石膏

體重瀉火, 氣輕解肌
무겁고, 火를 瀉한다. 氣는 가볍고 解肌를 시킨다.

性味: **甘辛而寒, 體重而降**
달고 매우면서 차고, 무거워서 下行한다.

入經: **足陽明經, 大寒之藥, 色白入肺, 兼入三焦.**
(胃. 諸經氣分之藥.)
족양명경으로 들어가고, 매우 찬약이다. 흰색이어서 肺에 들어가고
三焦에 들어간다. (胃이다. 모든 經의 氣分의 약이다)

功用: **寒能淸熱降火. 辛能發汗解肌. 甘能緩脾益氣. 生津止渴.**
차가운 성질이 있어 淸熱, 瀉火시킨다. 매운맛이 있어서 發汗을 시키고,
解肌시킬 수 있다. 단맛이 있어서 脾를 부드럽게 하고 益氣를 시키고,
津液을 생성시키고, 갈증을 그치게 할 수 있다.

主治: **治傷寒鬱結, 無汗, 陽明頭痛, 發熱惡寒, 日晡 潮熱, 肌肉壯熱,**
傷寒으로 울체되어 맺혀서 땀이 없는 증상, 양명두통을 치료하고, 발열, 오한과
해 질 무렵의 밀물처럼 올라오는 熱을 치료하고, 肌肉에 있어서 고열을 치료한다.

小便赤濁, 大渴引飮, 中署自汗. 舌焦牙痛.
소변이 붉고 탁하고, 갈증이 있고, 더위에 땀을 흘리고,

혀가 타는 듯한 통증, 이빨이 아픈 것을 치료한다.

(經 云: 陽盛生外熱. 能發汗, 又能止自汗. 胎厚無津.)

(내경에서 말하기를 陽이 성하면 外熱이 생기고, 外熱이 생기면 發汗을 시키고, 또 땀을 멈추기도 한다. 설태가 두껍게 나타나고 津液이 없다)

又胃主肌肉, 肺主皮毛, 爲發斑發疹之要品.

胃는 肌肉을 주관하고, 肺는 皮毛를 주관하므로, 胃나 肺의 문제로 인해서 斑이 생기거나 疹이 생기는 데 굉장히 중요한 약이 된다.

但用之甚少, 則難見功.

다만, 너무 양을 적게 쓰면, 효과를 보기 힘들다.

(白虎湯以之爲君, 或至一兩加至四兩, 竹葉 麥冬知母 粳米, 亦加四培,

(백호탕에는 석고를 君藥으로 쓰는데 한 냥에서 네 냥을 쓴다. 죽여, 맥문동, 지모, 갱미를 4배를 가한다.

甚者加芩連柏 名三黃石膏湯, 虛者加人蔘 名人蔘白虎湯.)

심한 사람은 여기다가 황련, 황금, 황백을 가하면 삼황석고탕이다.
虛한 사람은 백호탕에 인삼을 더 하는데, (이렇게 하면 작용이 부드럽게 되는데)
이것을 백호가인삼탕이라고 한다)

禁忌: 然能寒胃, 胃弱血虛及病邪未入陽明者禁用.

胃를 차게 할 수 있으므로 胃가 약하거나 血虛, 病邪가 아직 陽明經에 들어오지 않은 경우에는 사용을 금한다.

(成無己 解大靑龍湯曰: 風陽邪傷衛, 寒陰邪傷營,

(성무기는 대청룡탕을 설명할 때 風은 陽邪로서 衛氣를 상하게 하고,
寒은 陰邪여서 營氣를 상하게 한다고 하였다.

營衛陰陽俱傷, 則非輕劑所能獨散, 必須重輕之劑同散之,

營衛陰陽이 다 상하면 輕劑가 단독으로 흩을 수 없고
(가벼운 약들은 혼자 풀어주지를 못한다)
輕劑와 重劑를 같이 사용하여 邪氣를 흩어야 한다.

乃得陰陽之邪俱去, 營衛俱和, 石膏乃重劑而又傳達肌表也, 質重氣輕.

그렇게 되면 陰陽의 熱을 동시에 풀어낼 수 있고, 營衛가 모두 和하게 된다.
석고는 무거운 약(重劑)이면서, 肌表에 도달할 수 있는데,
그 질감은 무겁고 氣는 가볍기 때문이라고 하였다.

又成氏以麻桂爲輕劑, 石膏爲重劑也.

또한 성무기는 마황과 계지는 輕劑에 속하고,

석고는 重劑에 속하는 것으로 하였다.

(석고가 마황과 계지를 만나서 肌表에 도달하는 것이다)

東垣 曰, 石膏足陽明藥,

이동원이 말하기를 석고는 족양명의 약이다.

仲景 用治傷寒陽明證, 身熱目痛鼻乾不得臥,

장중경은 傷寒陽明證으로 열이 나고, 눈이 아프고, 코가 건조하고, 편안하게

눕지 못하는 증상을 치료하였다.

邪在陽明, 肺受火制, 故用辛寒以淸肺氣, 所以有白虎之名, 肺主西方也.

邪가 陽明에 있고, 肺가 火의 제약을 받고 있기 때문에

(肺가 火를 받아서 熱이 찼으니까)

辛寒한 것을 사용함으로써 肺氣를 淸하게 하였으며,

이러한 이유로 인하여 白虎라는 이름이 붙게 되었다. 肺는 서쪽을 주관한다.

按陽明主肌肉, 故身熱, 脈交額中, 故目痛.

陽明은 肌肉을 주관하고 있어서 몸에서 열이 나는 것이다.

脈은 이마에서 교차되고 있기 때문에 눈이 아픈 것이다.

脈起於鼻循鼻外, 金燥故鼻乾.

脈은 코에서부터 시작해서 코 바깥으로 돌아 나가므로 肺가 燥하면 코가 건조하게 된다.

當於小便分之, 便淸者外雖燥熱, 而中實寒.

마땅히 소변을 가지고 분별해야 한다.

소변이 맑은 사람은 밖은 비록 燥하고 熱하지만 그 속은 실제로는 찬 것이다.

便赤者, 外雖厥冷, 而內則熱也.

소변이 진한 경우에는 밖에는 차지만 그 안쪽은 熱이 나는 것이다.

苔黃黑者爲熱, 宜白虎湯,

苔가 누런색이면서 검은 경우에는 熱이 되고, 백호탕을 써야 한다.

표22-2. 석고 조문

석고는 달고 맵고 차가운 약입니다. 차가운 성질이 있기 때문에 熱을 끄고 매운맛이 있어서

發汗을 시킬 수 있으며 肌치을 풀어낼 수 있습니다. 그리고 단맛이 있어서 津液을 생성시키

고 갈증을 그치게 할 수 있습니다.

傷寒으로 울체되어 땀이 없는 無汗에 쓰는데 陽明熱을 꺼주고 發汗을 시켜서 풀어줄 수 있습니다. 그리고 고열을 치료한다고 되어 있는데 이 高熱 역시 陽明熱입니다.

소변이 붉고 탁하다는 것은 津液不足이고, 熱때문이므로 熱을 꺼주면서 津液을 채워주기 때문에 치료를 해줄 수 있습니다.

몸이 虛한 사람은 백호탕에 인삼을 가해서 쓰는데 이것이 바로 백호가인삼탕입니다. 그리고 熱이 심한 사람은 백호탕에 황련, 황금, 황백을 더 가해서 쓰는데 이것이 삼황석고탕입니다. 그런데 삼황석고탕은 생산이 되지 않습니다.

이 삼황석고탕의 의미를 쓰려면 어떻게 하면 될까요?

삼황석고탕은 백호탕에 황련, 황금, 황백이 가한 것입니다. 백호탕이 나오기는 하지만 일반적으로는 구하기가 힘드니 구하기 쉬운 백호가인삼탕으로 합니다. 황련해독탕은 황련+황금+황백+치자입니다. 그리고 삼황사심탕은 황련+황금+대황입니다.

그래서 삼황석고탕을 요즘 나오는 약으로 바꾼다면 원래 삼황석고탕은 백호탕+황련, 황금, 황백인데, 백호가인삼탕+황련해독탕+삼황사심탕을 쓰면 삼황석고탕의 의미가 만들어진다는 것입니다. 현재 삼황석고탕이 생산되지 않으므로 백호가인삼탕+황련해독탕+삼황사심탕을 써서 삼황석고탕의 약효를 내는 것으로 보시면 됩니다.

마황과 계지는 輕劑에 속하고 석고는 重劑에 속하는데 營衛陰陽이 모두 다 상하면 輕劑 단독으로는 흩을 수 없습니다. 이때 輕劑와 重劑를 같이 써야 陰陽의 熱을 동시에 풀어내고 營衛가 和하게 된다고 했습니다.

그리고 黑苔일 때는 熱이기 때문에 백호탕을 쓰라고 되어 있습니다.

이번에는 지모에 대해서 알아보겠습니다.

知母

瀉火, 補水, 潤燥, 滑腸　瀉火하고, 補水하며, 潤燥하고, 滑腸한다.

性味: 辛苦寒滑 味는 辛苦하고, 性은 寒하고 滑하다.

入經與功用: 上淸肺金而瀉火, 下潤腎燥而滋陰, 入二經氣分
위로는 肺金을 淸하게 하면서 瀉火하고, 아래로는 腎이 燥한 것을 潤하게 하면서
滋陰하며, 二經의 氣分에 들어간다.

(瀉胃熱, 膀胱邪熱, 腎命相火. 黃柏入二經血分, 故二藥必相須而行)
(胃의 熱, 방광의 熱, 命門의 相火를 瀉한다. 황백은 二經의 血分에 들어가므로
이 두 약물은 반드시 相須하여 사용한다)

消痰定嗽, 止渴安胎.(莫非淸火之用)
消痰하고 기침을 억제하며, 갈증을 그치게 하고 안태한다.
(모두 火를 淸하게 하는 작용이다)

涎嗽加知母 貝母.
가래가 침같이 나오는 涎嗽에는 길경에 지모, 패모를 가한다.

主治: 治傷寒煩熱, 骨蒸(退有汗之骨蒸)
傷寒으로 인한 煩熱을 치료하고, 骨蒸熱을 치료한다(땀이 나는 骨蒸熱을 물리친다).

(治嗽者淸肺火也, 治渴者 淸胃熱也, 退骨蒸者, 瀉腎火也)
기침을 치료하는 것은 肺火를 淸하는 것이고, 갈증을 치료하는 것은
胃熱을 淸하는 것이고, 骨蒸熱을 물러가게 하는 것은 腎火를 瀉하는 것이다.

瀉膀胱: 黃柏知母之類, 淸肺: 車前 茯苓之類, 燥脾: 二朮之氣.
방광을 瀉하는 데에는 황백, 지모의 類를 사용하고,
淸肺하는 데에는 차전자, 복령의 類를 사용하고,
燥脾하는 경우에는 二朮(창출, 백출)의 類를 사용한다.

禁忌: 然苦寒傷胃而滑腸, 多服令人瀉.
苦寒한 약성은 胃를 상하게 하고, 滑腸하게 하니, 많은 양을 복용하면
설사를 하게 된다.

표22-3. 지모 조문

지모는 傷寒으로 인한 煩熱을 없애고 骨蒸熱을 치료할 수 있습니다. 그리고 胃과 방광의
熱, 命門의 相火를 瀉할 수 있습니다.

지금 살펴본 석고와 지모가 들어가 있는 약이 백호탕과 백호가인삼탕입니다. 백호탕의
조문을 살펴보겠습니다.

傷寒病 若吐若下後 七八日不解 熱結在裏

傷寒病에 걸려서 토하고, 설사를 한 후에(= 津液부족) 7~8일 동안 풀어지지 않았다.
熱이 위장에 맺혀버렸다.

表裏具熱 時時惡風 大渴 舌上乾燥而煩 欲飲水 數升者

그래서 表裏에 동시에 熱이 뜨고, 시시때때로 바람이 싫고, 갈증이 생기고,
혀가 마르고, 煩이 생겼다. 그래서 물을 마시고 싶다.

傷寒無大熱 口燥渴 心煩背微惡寒者

열이 있는데, 큰 열이 없고, 갈증이 나면서 갈증이 난다(진액이 빠졌다).
심번(바깥에서 번열)이 있으면서 등 쪽으로는 미오한이 온다.

服桂枝湯 大汗出後 大煩渴不解 脈洪大者

계지탕을 복용하고, 땀이 난 후(津液不足)으로
煩이 해결이 안 되고, 맥홍대가 생긴다.

清熱生津 熱盛津傷

清熱을 시키면 津液이 생성된다. 그런데 熱이 너무 盛하면 津液이 상해버린다.
그래서 清熱을 시키는 정도로는 津液이 생성되지 않는다.

裏熱熾盛으로 壯熱不惡寒 反惡熱

속의 열이 굉장히 盛한데, 이 열이 밖으로 나오니까 壯熱(高熱)이 생기고,
오한은 없다. 반대로 熱이 싫다. 이것은 속의 熱이 너무 심하기 때문에 온다.

熱灼津傷 煩渴引飲

열이 진액을 태워서 진액을 상하게 했다. 그래서 번갈로 인해서 물이 땡긴다.

熱蒸津液外熱 汗出

열이 진액을 쪄서 밖으로 열이 나온다.

邪熱蒸于上 面赤

속에 있는 열이 스팀화 되어서 얼굴로 와서 얼굴이 벌겋게 된다.

熱盛于經 脈洪大有力

열이 경락으로 침범해 들어가니까 맥홍대가 오는 것이다.

표22-4. 백호탕 조문

傷寒에 걸려 토와 설사를 했다는 것은 津液이 부족해졌다는 것을 의미합니다. 그런데 이
것이 7~8일이 지나도록 풀어지지 않아 위장에 熱이 맺혀서 表와 裏에 동시에 熱이 뜨니까

갈증이 생기고, 혀가 마르고 煩이 생기게 됩니다.

그리고 계지탕을 복용하고 땀을 냈다는 것도 津液부족을 말합니다. 津液이 부족해지니까 熱이 생기는데, 이 熱이 너무 심하면 이로 인해 津液이 상해버리게 됩니다. 그렇게 되면 오한이 없는 고열이 생기고, 갈증이 생기고, 얼굴이 벌겋게 되고, 맥홍대가 생기게 됩니다.

이걸 바탕으로 왜 이런 조문이 나왔는지 이유를 살펴보도록 하겠습니다.

傷寒에 걸렸는데 왜 토와 설사를 할까요? 寒은 외부로부터 우리 몸 안쪽으로 침범해서 들어오게 됩니다. 寒이 들어오려고 할 때 우리 몸이 못 들어오게 막는데 이것이 太陽病입니다. 그런데 表에서 막지 못하면 안으로 들어오게 됩니다. 그러면 우리 몸은 들어온 寒을 물리치기 위해 격렬하게 저항합니다. 이것이 고열이 나는 이유입니다. 이러한 고열은 저항력이 약한 소아나 노인에게서 많이 나타납니다.

寒이 裏까지 들어오면 우선 위장이 타격을 받게 됩니다. 그러면 위장의 기능이 떨어지게 됩니다. 위장의 기능이 떨어지면 消化, 흡수하는 기능도 떨어지기 때문에 음식을 먹으면 다 흡수하지 못하게 되므로 설사가 생기게 됩니다.

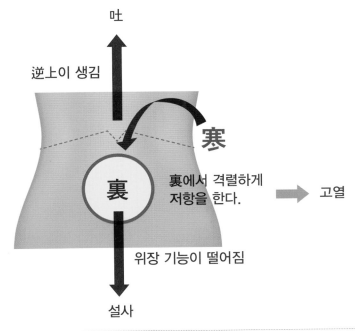

그림22-1. 傷寒으로 인한 구토, 설사, 고열

이렇게 되면 소화기계에서 津液이 부족하게 되고, 津液이 부족하게 되면 熱이 뜨는데 이 熱이 陽明熱입니다. 陽明熱로 인해서 고열이 나타나기도 하고, 이 熱로 인해서 肺의 津液이 말라서 肺燥가 생기고 逆上이 생겨서 구역, 구토가 생기게 됩니다.

胃에 熱이 생기면 빠져나가려고 하는데 肺를 燥하게 하면 逆上이 생기기도 하지만 경락의 흐름을 방해하게 되면 다리에 힘이 빠지게 되고, 치아로 가면 치통이나 이빨을 가는 증상이 나타나기도 합니다. 그리고 몸은 이 熱을 풀어내기 위해 땀을 나게 하는데, 이때의 땀은 끈적끈적한 땀입니다. 이걸 濈濈汗이라고 합니다.

津液不足에 의한 熱은 하악골의 통증, 이빨의 통증, 단내, 불면, 손바닥, 발바닥의 홍반증, 煩熱, 코막힘 등으로 나타납니다.

23. 마행감석탕

마행감석탕 = 마황, 행인, 감초, 석고

發汗後, 不可更行桂枝湯, 汗出而喘, 無大熱者,
可與麻黃杏仁甘草石膏湯

땀을 낸 후에는 다시 계지탕을 쓰지 말아야 하는데, 땀을 내고 기침을 하는데
큰 열이 나지 않으면 마행감석탕을 쓴다.

보통 기침을 할 때 콜록콜록하는데 어떤 기침은 마치 개 짖는 소리와 비슷하게 컹컹거리는 기침이 있습니다. 이런 기침은 왜 생기는 것이고, 어떤 약을 써야 할까요?

寒이 침범해서 裏까지 들어오면 寒에 저항해 熱이 납니다. 이 熱이 안에서 생겨 밖으로 나타나게 되는데, 이것을 熱越이라고 합니다. 안에서 생긴 陽明熱이 밖으로 나가는 과정에서 肺를 통과하게 되면 肺가 熱에 타격을 받게 되어 肺가 燥하게 됩니다. 熱에 의해서 肺가 말라버리게 되면 肺의 液들도 마르게 됩니다. 그러면 맑던 液이 누렇게 됩니다. 그래서 코가 누렇게 되거나 누런 가래가 생기게 됩니다. 이 가래와 콧물은 끈적끈적한 점조성이면서 향취가 나는 특징을 가집니다. 그리고 肺가 燥해지면 肺가 위축되므로 肺의 위축을 풀기 위해서 기침이 발생하게 되는데, 이때의 기침 소리는 컹컹거리는 소리가 나게 됩니다.

이럴 때는 마행감석탕을 써야 합니다.

마행감석탕은 마황, 행인, 감초, 석고로 되어 있습니다.

마행감석탕 = 마황, 행인, 감초, 석고

發汗後, 不可更行桂枝湯, 汗出而喘, 無大熱者, 可與麻黃杏仁甘草石膏湯

땀을 낸 후에는 다시 계지탕을 쓰지 말아야 하는데, 땀을 내고 기침을 하는데 큰 열이 나지 않으면 마행감석탕을 쓴다.

표23-1. 마행감석탕

마황과 행인은 宣肺시키고 석고는 肅降을 시킵니다. 그리고 석고가 陽明熱을 꺼주면서 津液을 생성시켜줍니다. 석고가 陽明熱을 꺼줘서 肺燥를 유발시키는 熱을 없애주고, 肺燥로 인해서 위축되었던 肺를 마황이 넓혀주고 행인이 통하게 해줍니다.

그렇게 하면 陽明熱을 끄고 肺燥를 없애고 肺의 위축을 풀어주니까 컹컹거리는 기침이나 누런 코, 누런 가래를 잡을 수 있습니다.

24. 월비탕
(월비가출탕)

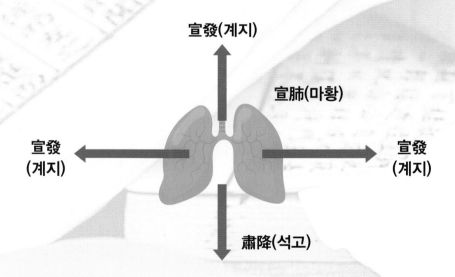

宣發(계지)

宣肺(마황)

宣發
(계지)

宣發
(계지)

肅降(석고)

그리고 월비탕이 있습니다. 월비탕은 주로 부종을 빼거나 살 빠지는 한약으로 쓰고 있습니다.

월비탕은 마황, 석고, 건강, 대추, 감초로 되어 있고, 월비가출탕은 월비탕에 창출을 추가해 마황, 석고, 창출, 건강, 대추, 감초로 되어 있는 약입니다.

보통 고방의 처방명은 약재의 이름이 들어가는 경우가 많은데 越婢湯은 약재의 이름이 아닌 춘추전국시대의 일화가 이 처방의 이름이 된 경우입니다.

월비탕에서 婢자는 계집종, 하녀라는 뜻을 가지고 있습니다.

臥薪嘗膽

춘추전국시대 말기 오나라와 월나라의 전쟁이 벌어졌습니다. 이때 오나라의 왕 합려는 월나라의 왕 구천과의 전투에서 죽었는데, 합려는 죽으면서 아들인 부차에게 원수를 갚아달라고 했습니다.

부차는 복수를 하기 위해 밤마다 장작 위에 누워서 복수를 다짐했습니다.

부차가 복수를 준비하고 있다는 사실을 안 구천은 오나라를 쳐들어갔습니다. 그러나 월나라가 패하면서 월나라는 오나라의 속국이 되었고, 구천은 오나라의 신하가 되기로 했습니다.

전쟁에서 패배한 구천은 곁에 쓸개를 매달아 놓고 그 쓴맛을 핥으면서 복수를 다짐했습니다. 그리고 스스로 밭을 경작하고, 인재를 등용하는 등 국력을 키웠습니다.

결국 구천은 월나라가 오나라에게 항복한 지 12년 만에 범려와 함께 부차가 없는 틈을 노려 오나라를 공격해서 승리했습니다.

오나라의 부차가 장작개비 같은 땔나무에 누워서 잠을 자고(臥薪), 월나라의 구천이 쓸개의 맛을 보면서(嘗膽) 복수를 다짐한 것이 우리가 알고 있는 臥薪嘗膽입니다.

이 臥薪嘗膽에 나오는 월나라 구천에 관한 일화 중, 어느 날 구천의 얼굴이 심하게 부으면서 몸을 가눌 수 없을 정도로 병이 악화되었습니다.

구천은 나라의 모든 의사들을 불러 자신의 병을 치료하게 했지만 그 누구도 병을 치료하지 못하자 나라의 모든 어의(御醫)를 죽이라는 명을 내렸습니다.

이때 궁궐의 약재를 짜는 궁녀가 구천의 병을 고쳐보겠다며 약을 드렸고 구천은 그 약을 먹고 나았습니다.

월나라(越)의 궁녀(하녀, 婢)가 만든 약이라고 해서 越婢湯이라는 이름이 붙은 것입니다.

이와 같은 이름이 붙게 된 일화에서 보더라도 월비탕은 얼굴의 부종을 빠지게 하는데 아주 좋은 약입니다. 그래서 부종을 빼거나 다이어트약으로 쓰고 있는 것입니다.

越婢湯

裏水者 一身面目洪腫 其脈沈 小便不利 故令病水
속에 물이 차 있는 사람은 얼굴에 눈이 부어있고, 맥은 침하고, 소변은 안 나오는데

假如小便自利 此亡津液 故令渴也 本方主之.
가짜로 소변이 나오는데, 진액이 없어지면서 갈증이 나는 것으로 월비탕을 쓴다.

표24-1. 월비탕 조문

肺는 宣肺, 潤肺, 宣發, 肅降을 해야 합니다. 宣肺는 肺를 정상적인 상태로 확장시켜 肺가 뻗어나갈 수 있는 힘을 주는 것을 말하고, 팔과 다리에 운동 Energy를 공급해주는 역할을 합니다. 潤肺는 五臟六腑에 영양을 공급하는 것을 말합니다.

宣發은 肺에서 옆과 위로 뻗어가는 것을 말합니다. 그리고 肅降은 肺에서 아래로 내려가는 것을 말합니다. 마황은 宣肺를 시키고, 계지는 宣發을 시키고, 석고는 肅降을 시킵니다. 그래서 마황과 계지를 같이 쓰면 宣發을 하고 마황과 석고를 같이 쓰면 肅降을 시킵니다.

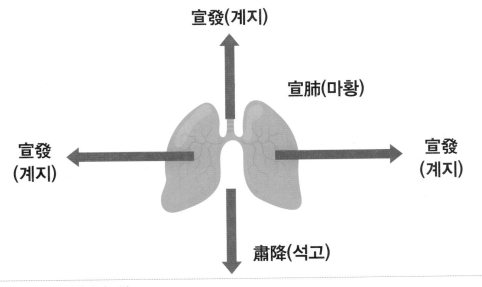

그림24-1. 선발과 선폐, 숙강 그림

월비탕의 조문에서 보면 裏水者 一身面目洪腫라는 말이 나옵니다. 속에 물이 차서 얼굴과 눈이 부어있다고 말하고 있습니다. 우리 몸은 70%정도가 液입니다. 혈액, 림프액, 세포 간질액 등등 종류도 많은데, 그중에서 제일 큰 비중을 차지하는 것이 혈액입니다.

혈액의 순환계를 살펴보면 심장과 폐를 순환하는 순환계와 심장과 몸을 순환하는 순환계가 있습니다. 몸을 순환하는 순환계에는 머리 쪽으로 가는 것도 있고, 소화기계 쪽으로 가는 것도 있고, 손과 발로 가는 것도 있습니다.

肺는 우리 몸에서 순환을 시키는 힘을 가지고 있어 肺가 정상적으로 작동을 해야 우리 몸에 공급을 할 수 있습니다.

그런데 肺의 肅降기능이 깨지게 되면 液이 肺의 아래쪽으로 내려가는 힘이 부족해지게 되므로 머리 쪽으로 올라간 液이 내려가지 못하고 머리 쪽에 머무르게 됩니다. 그렇게 되면 얼굴이 붓고 눈이 붓게 됩니다. 이것은 마치 肺에서 내려오는 물을 잠근 것이라고 생각하면 편합니다. 구천의 얼굴이 부었던 이유는 바로 肺에서 肅降이 안 되어서 液이 上焦에 머물렀기 때문입니다.

肺에서 肅降이 안 되면 또 어떤 일이 벌어질까요? 肺에 물이 고이거나 코가 뒤로 넘어가거나 삼출성 중이염처럼 귀에서 물이 나오는 증상이 나타나게 됩니다.

裏水者 一身面目洪腫

월비탕에서 이수라는 말은 肺위로 올라간 물이 내려오지 않는다는 것이다.
얼굴에서 부종이 오는 것은 위로 올라가서 내려오지 않는다는 것이다.

 수도꼭지가 잠겼다.   얼굴이 붓는다.

코가 고여있다.
코가 뒤로 넘어간다(후비루).
얼굴 부종
삼출성중이염

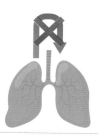

그림24-2. 상초부종의 원인

肺는 흐름을 지배하고 있는데 宣肺나 潤肺를 시켜서 五臟六腑나 팔, 다리에 뻗어가게 합니다. 물을 흘러가게 하려면 마황, 행인, 계지, 석고를 쓰면 되고 氣 즉, Energy를 흘러가

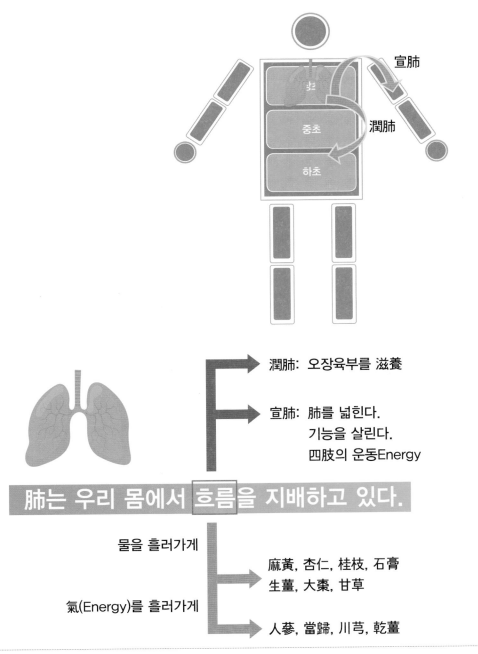

潤肺: 오장육부를 滋養

宣肺: 肺를 넓힌다.
　　　기능을 살린다.
　　　四肢의 운동Energy

肺는 우리 몸에서 흐름을 지배하고 있다.

물을 흘러가게

氣(Energy)를 흘러가게

麻黃, 杏仁, 桂枝, 石膏
生薑, 大棗, 甘草

人蔘, 當歸, 川芎, 乾薑

그림24-3. 폐의 역할

게 하려면 마황, 행인에 인삼, 당귀, 천궁, 건강을 쓰면 됩니다. 인삼은 氣에 해당되고, 당귀와 천궁은 血에 해당됩니다. 氣와 血을 다른 말로 하면 Energy입니다.

液을 흘러가게 해야 하는데 얼굴이 부었다는 것은 肅降이 안 되고 있는 것이니까 마황에 석고를 써서 내려가게 하면 됩니다. 마황, 감초의 辛甘溫이 발산, 氣化작용을 활발하게 하고 석고의 寒凉이 하강을 신속하게 해서 이뇨작용을 촉진하여 체표의 부종을 치료하고 肺를 다스려 소변으로 배출하게 하는 방제입니다. 肅降을 시킨다는 것은 잠긴 수도꼭지를 틀어서 아래로 내려가게 하는 것이라고 생각하면 됩니다.

마황과 석고를 써서 肅降을 시키게 되면 上焦에서 내려가지 못하던 液이 아래로 내려가게 되므로 얼굴의 부종이나 코가 뒤로 넘어가는 후비루나 삼출성 중이염과 같은 증상이 개선됩니다.

이처럼 감기에 걸렸을 때 코가 뒤로 넘어가거나 귀에서 진물이 나올 때는 월비탕 또는 월비가출탕을 쓰는 것이 좋습니다.

월비가출탕에도 마황과 석고가 들어가고 마행감석탕에도 석고가 들어갑니다.

월비가출탕과 마행감석탕에서 석고의 의미를 비교해보면 마행감석탕은 마황+행인이니까 宣肺와 水道를 통하게 하면서 석고를 넣는 것이고, 월비가출탕은 마황+석고니까 宣肺와 肅降입니다.

마행감석탕은 宣肺를 위주로 해서 肅降을 하기 때문에 肺의 위축으로 인한 逆上(嘔와 咳)과 肅降으로 작용하고,

월비가출탕은 마황+석고이므로 液을 肅降만 한다는 차이가 있습니다.

25. 향성파적환

향성파적환

연교, 길경, 천궁, 박하, 가자, 사인, 아선약, 감초

연교, 길경, 감초: 항염작용
천궁, 박하: 혈행 개선
가자, 사인, 아선약: 궤양 개선

➡ 發表제 위주로 되어있다.
급성으로 목소리가 쉴 때
감기로 목소리가 쉴 때 쓴다.
목의 염증으로 인해 목이 쉰 경우
무리하게 목을 써서 오는 성대결절로 인해 목이 쉰 경우

감기에 걸리면 목소리가 쉬기도 합니다. 심하면 목소리가 잘 안 나오기도 합니다. 이때 왜 목소리가 쉬거나 안 나올까요?

목 안에는 식도와 기도가 있습니다. 후두는 기도의 상단에 있는 조직으로 연골, 근육, 점막으로 이루어져 있습니다.

성도는 성대의 위쪽에서 시작하여 혀가 있는 공간을 거쳐 입술에 이르기까지의 관 형태의 구조로서, 혀와 턱을 이용해 모음과 자음을 다르게 발성할 수 있도록 해준다.

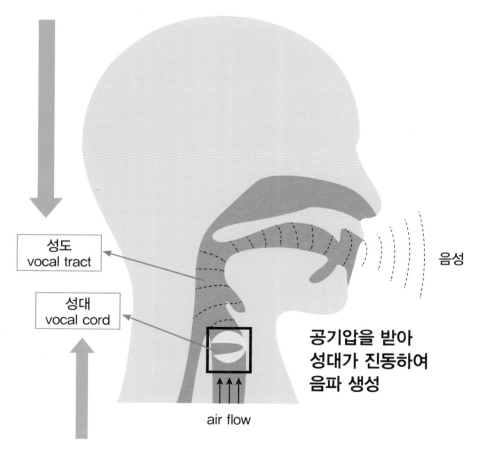

성도
vocal tract

성대
vocal cord

음성

공기압을 받아 성대가 진동하여 음파 생성

air flow

성대는 두 쪽의 근육막이 진동하면서 목소리를 조절하여 음의 높낮이, 억양 등의 개인차를 만들어 내게 된다.

그림25-1. 목소리가 나오는 기전

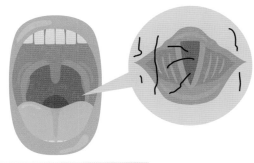

성대의 떨림으로 소리를 냅니다

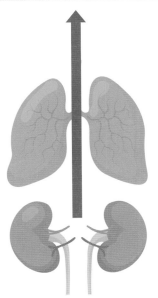

腎主納氣, 肺主呼氣

목소리는 腎의 힘이 혀를 움직여서 냅니다.
그런데 감기로 인해서 腎의 힘이 약해지면
목소리를 낼 수 있는 힘이 약해져서
피리가 깨진 듯한 목소리가 납니다.

그림25-2. 쉰 목소리

목소리는 폐에서 나온 공기가 후두 안에 있는 성대를 통과하면서 진동하여 만들어지게 됩니다. 이렇게 만들어진 공기가 聲道라는 관을 통과하면서 변형되어 입술을 통해 외부로 목소리가 나오게 됩니다.

성대는 두 쪽의 근육막이 진동하면서 목소리를 조절하여 음의 높낮이, 억양 등의 개인차를 만들어 내게 됩니다.

성도는 성대의 위쪽에서 시작하여 혀가 있는 공간을 거쳐 입술에 이르기까지의 관 형태의 구조로, 혀와 턱을 이용해 모음과 자음을 다르게 발성할 수 있도록 해줍니다.

목소리는 우리가 숨을 내쉬는 呼氣가 있어야 성대에 압력을 줄 수 있습니다. 呼氣는 우리가 들이마신 공기 흡기량에 따라 결정됩니다. 숨을 얼마나 많이 잘 들이마시느냐가 성대를 잘 울릴 수 있는 조건이 됩니다.

腎主納氣, 肺主呼氣라는 조문이 있습니다. 숨을 들이마시는 것은 腎이 주관하고, 숨을 내쉬는 것은 肺가 주관한다는 것입니다.

한방에서 목소리는 腎과 肺로부터 나옵니다. 腎에 精이 충분하면 힘 있고 맑고 단단한 목소리가 나옵니다. 그리고 肺가 정상적이어야 합니다.

그런데 과도하게 일을 하거나 음식을 충분히 먹지 못하거나 잠을 너무 못 잤을 때 혹은 목소리를 과도하게 사용하거나 감기에 걸리게 되면 목소리가 갈라지거나 목소리에 힘이 없어지고, 쉰 목소리가 나기도 하며 심하면 목소리가 안 나오기도 합니다.

이 중에서 쉰 목소리를 嗄聲이라고 합니다.

감기에 걸리게 되면 腎이 타격을 받기도 하고 肺가 寒에 의해 위축되거나 아니면 燥해져서 위축되게 됩니다.

향성파적환

연교, 길경, 천궁, 박하, 가자, 사인, 아선약, 감초

> 연교, 길경, 감초: 항염작용
> 천궁, 박하: 혈행 개선
> 가자, 사인, 아선약: 궤양 개선

發表제 위주로 되어있다.
급성으로 목소리가 쉴 때
감기로 목소리가 쉴 때 쓴다.
목의 염증으로 인해 목이 쉰 경우
무리하게 목을 써서 오는 성대결절로 인해 목이 쉰 경우

표25-1. 향성파적환의 구성

목소리는 腎의 힘이 혀를 움직여서 목소리를 내는데 腎主納氣, 肺主呼氣에 의해 吸氣와 呼氣를 충분히 하지 못하여 성대를 제대로 울리지 못하고, 腎虛가 되어 혀까지 힘의 전달에 제대로 되지 않기 때문에 맑고 큰 목소리가 나오지 않고 쉰 목소리가 나오게 되는 것입니다.

이럴 때 쓸 수 있는 약이 바로 향성파적환입니다.

향성파적환은 한문으로 쓰면 響聲破笛丸인데 울릴 향, 소리 성, 깨뜨릴 파, 피리적입니다. 즉 피리가 깨진 듯한 목소리가 날 때 쓰는 약입니다.

향성파적환은 연교, 길경, 천궁, 박하, 가자, 사인, 아선약, 감초로 된 약으로 염증을 없애고 혈행을 개선시켜서 쉰 목소리를 개선시킵니다.

좀 더 근본적으로 치료를 하려면 腎과 肺를 치료해야 합니다.

맺음말

제가 약사가 되고 나서 한약을 공부하는데, 무척이나 어렵고 애매모호하다고 생각했습니다. 氣가 어떻고, 陽虛, 血虛, 陰虛 등등 알 수 없는 말들이 나오니까 너무 뜬구름 잡는 이야기 같고 미신의 영역 같은 느낌도 들었습니다.

그래도 이것저것 강의도 듣고 책도 구입해서 공부하던 와중에 윤영배 선생님 강의를 접하게 되었는데, 저에게는 그 강의가 충격적이었습니다.

소청룡탕을 막연히 콧물, 기침에 쓰는 약이 아니라 寒이 침범을 하면 肺가 위축이 되고 방광이 위축되는데, 방광에서는 氣化가 안 되니까 콧물이 나게 되고, 肺가 위축되어 있으니까 이것을 넓혀서 정상으로 만들게 하기 위해서 기침이 나게 되는데, 肺를 넓혀주고 따뜻하게 하기 위한 약을 쓰고, 방광에서 氣化를 시키기 위한 약을 쓰니까 자연스럽게 소청룡탕이 만들어진다고 강의를 하셨습니다.

이렇게 뜬구름 같았던 한방을 너무 쉽고 체계적으로 알려주시는 것이었어요. 그래서 한방에 빠져들게 되었습니다.

그래서 제가 이 책을 만들면서 윤영배 선생님의 강의와 책을 토대로 해서 만들었습니다.

그리고 제가 한방공부를 하면서 제일 궁금했던 것은 근거였습니다. 왜 이런 증상에 이런 방제를 쓰고, 저 증상에는 저 방제를 쓰는지가 궁금했습니다. 그래서 그런 근거를 찾아보고 나면 이해가 되었습니다. 이러한 근거를 찾다 보니 방제의 조문도 찾아보고, 본초의 조문도 찾아보게 되었습니다. 그래서 이 책에는 한문이 많습니다. 처음 보기에 어렵게 느껴질 수 있습니다. 저도 아직 한문도 어렵고 조문도 어렵지만 저 스스로를 이해시키고 공부한다는 마음으로 조문도 찾아보고 그 조문을 해석하기 위해서 한문도 찾아보고 해석도 찾아보면서 만들었습니다.

 아마 처음에는 한문이 많으니까 어렵다고 느껴지실 수 있습니다. 한문이 중요한 것이 아니라 내용이 중요한 것이기 때문에 한문이 어렵게 느껴지신다면 한글 위주로 읽으셔도 됩니다. 미흡한 실력이지만 제가 낑낑대면서 해석을 해놨으니까요. 저도 한방에 대해서 모르는 것이 많지만 끝까지 읽어보시면 분명히 도움이 되실 겁니다. 감사합니다.

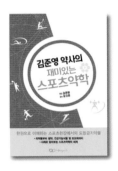

김준영 약사의 재미있는 스포츠약학

김준영 | 216p | 19,000원

이 책은 총 216페이지에 4개 Part와 부록으로 구성되어 있다. 스포츠약학의 정의와 관련 기구 및 조직부터 각종 의약품·생약 등의 성분과 부작용, 건강기능식품 및 보조제의 올바른 섭취, 다양한 사례에 이르기까지 스포츠약사를 준비하는 이들에게 필요한 내용들을 담고 있다. Part 1 '개론', Part 2 '도핑금지물질', Part 3 '보충제와 도핑', Part 4 '금지약물의 정당한 사용, 치료목적사용면책(TUE)', 부록 '실제 약국의 상담 케이스' 등 스포츠약학에 관한 내용을 총망라했다.

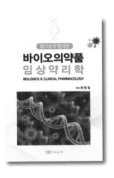

바이오의약품 임상약리학

최병철 | 450p | 50,000원

최근 암, 면역질환, 희귀난치성질환 및 각종 만성질환의 치료에서 합성의약품은 한계에 도달했다. 이를 극복하기 위해 바이오의약품(생물의약품)의 많은 연구·개발이 더욱 중요해지고 있는 실정이다. 이 책은 다른 책들과는 달리 임상약리학을 중심에 두고 바이오의약품을 14가지로 구분하여, 각 PART 별로 해당 약제에 관한 전반적인 이해, 약리 기전, 주요 약제의 특성, 현재 국내에 승인되어 있는 약제 현황 등으로 구성하였으며, '하이라이트'에는 최근 연구되고 있는 신약 관련 내용을 소개하였다.

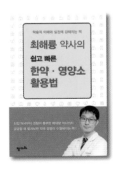

최해륭 약사의 쉽고 빠른 한약 · 영양소 활용법

최해륭 | 380p | 25,000원

이 책은 한국의약통신에 3년간 연재된 '최해륭 약사의 나의 복약 지도 노트'를 한권의 책으로 엮은 것이다. 한약제제와 건강기능식품, 일반약을 중심으로 약국에서 환자들로부터 받을 수 있는 질문과 그에 대한 대처방안을 실었으며, 치험례의 경우 실제적인 약국 임상 사례를 들어서 설명을 하였다. 책의 구성은 건강 개선을 위한 주제별 약국 에피소드, 질환별 한약 제제, 약국 대처법, 주요 영양소의 특성 및 구분 점, OTC, 환자 상담사례 등으로 정리하여, 약국 약사들의 학술에 부족함이 없음은 물론, 약국 임상 실전에서 쉽게 적용이 가능하도록 하였다.

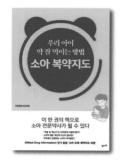

우리 아이 약 잘 먹이는 방법 소아 복약지도

마츠모토 야스히로 | 338p | 25,000원

이 책은 소아 조제의 특징, 가장 까다로운 소아약 용량, 보호자를 힘들게 하는 영유아 약 먹이는 법, 다양한 제형과 약제별 복약지도 포인트를 정리하였다. 또한 보호자가 걱정하는 소아약 부작용, 임신·수유 중 약 상담 대응에 대해서도 알기 쉽게 설명해 준다.

특히 책의 끝부분에 소개된 43가지의 '도움이 되는 환자 지도 용지'는 소아복약지도의 핵심이라고 할 수 있다.

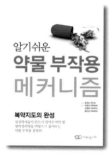

알기 쉬운 약물 부작용 메커니즘

오오츠 후미코 | 304p | 22,000원

"지금 환자들이 호소하는 증상,
 혹시 약물에 따른 부작용이 아닐까?"

이 책은 환자가 호소하는 49개 부작용 증상을 10개의 챕터별로 정리하고, 각 장마다 해당 사례와 함께 표적장기에 대한 병태생리를 설명함으로써 부작용의 원인을 찾아가는 방식을 보여주고 있다.

또 각 장마다 부작용으로 해당 증상이 나타날 수 있는 메커니즘을 한 장의 일러스트로 정리함으로써 임상 약사들의 이해를 최대한 돕고 있다.

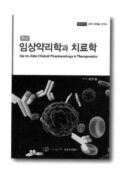

최신 임상약리학과 치료학

최병철 | 본책 328p | 부록 224p | 47,000원

이 책은 2010년 이후 국내 및 해외에서 소개된 신약들을 위주로 약물에 대한 임상약리학과 치료학을 압축 정리하여 소개한 책이다. 책의 전반적인 내용은 크게 질병에 대한 이해, 약물치료 및 치료약제에 대해 설명하고 있다. 31개의 질병을 중심으로 약제 및 병리 기전을 이해하기 쉽도록 해설한 그림과 약제간의 비교 가이드라인을 간단명료하게 표로 정리한 Table 등 150여 개의 그림과 도표로 구성되어 있다. 또 최근 이슈로 떠오르고 있는 '치료용 항체'와 '소분자 표적 치료제'에 대해 각 31개를 특집으로 구성했다.

부록으로 제작된 '포켓 의약품 인덱스'는 현재 국내에 소개되어 있는 전문의약품을 21개 계통별로 분류, 총 1,800여 품목의 핵심 의약품이 수록되어 있다.

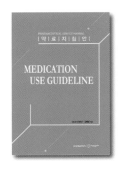

약료지침안

유봉규 | 406p | 27,000원

'약료지침안'은 의사의 '진료지침'과 똑같이 약사가 실천하는 복약지도 및 환자 토털 케어에 가이드라인 역할을 할 수 있는 국내 최초의 지침서이다.

이 책은 갑상선 기능 저하증, 고혈압, 녹내장, 당뇨병 등 약국에서 가장 많이 접하는 질환 18가지를 가나다순으로 정리하였으며, 각 질환에 대해서도 정의, 분류, 약료(약료의 목표, 일반적 접근방법, 비약물요법, 전문의약품, 한방제제, 상황별 약료), 결론 등으로 나눠 모든 부분을 간단명료하게 설명하고 있다.

특히 상황별 약료에서는 그 질환과 병행하여 나타나는 증상들을 빠짐없이 수록하고 있다. 예를 들어 고혈압의 상황별 약료에서는 대사증후군, 당뇨병, 노인, 심장질환, 만성콩팥, 임신 등 관련 질병의 약료를 모두 해설하고 있는 것이다.

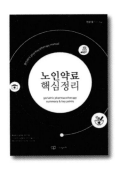

노인약료 핵심정리

엄준철 | 396p | 25,000원

국내에서 최초로 출간된 '노인약료 핵심정리'는 다중질환을 가지고 있는 노인들을 복약 상담함에 앞서 약물의 상호작용과 부작용 그리고 연쇄처방 패턴으로 인해 발생하는 다약제 복용을 바로 잡기 위해 출간 됐다. 한국에서 노인약료는 아직 시작 단계이기 때문에 미국, 캐나다, 호주, 영국 등 이미 노인약료의 기반이 잘 갖추어진 나라의 가이드라인을 참고 분석하였으며, 약사로서의 경험과 수많은 강의 경력을 가진 저자에 의해 우리나라의 실정에 맞게끔 필요한 정보만 간추려 쉽게 구성되었다.

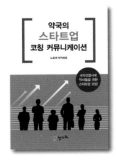

약국의 스타트업 코칭 커뮤니케이션

노로세 타카히코 | 200p | 15,000원

이 책에서 알려주는 '코칭'은 약국이 스타트업 할 수 있도록 보다 미래지향적이며 효율적인 소통법이다. 약국을 찾은 환자를 배려하면서 환자의 의지를 실현시켜주는 것이며, 환자가 인생의 주인공으로서 능력을 발휘하게 서포트 해주는 것이다. 따라서 코칭을 지속적으로 하게 되면 환자와 약사 사이에 신뢰감을 형성하면서 진정한 소통으로 인한 파급력을 얻게 된다.

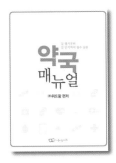

문 열기부터 문닫기까지 필수 실천 약국 매뉴얼

㈜위드팜 편저 | 248p | 23,000원

'약국매뉴얼'은 위드팜이 지난 14년 간 회원약국의 성공적인 운영을 위해 회원약사에게만 배포되어 오던 지침서를 최근 회원약사들과 함께 정리하여 집필한 것으로 개설약사는 물론 근무약사 및 약국 직원들에게도 반드시 필요한 실무지침서이다.

주요 내용은 약국 문 열기부터 문 닫기까지 각 파트의 직원들이 해야 할 업무 중심의 '약국운영매뉴얼', 고객이 약국 문을 들어섰을 때부터 문을 닫고 나갈 때까지 고객응대 과정에 관한 '약국고객만족서비스매뉴얼' 등으로 구성돼 있다.

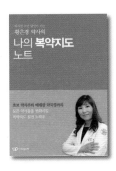

따라만 하면 달인이 되는
황은경 약사의 나의 복약지도 노트

황은경 | 259p | 19,000원

이 책은 2010년대 약사사회의 베스트셀러로 기록되고 있다. 개국약사가 약국에서 직접 경험하고 실천한 복약지도와 약국경영 노하우가 한권의 책에 집약됐다. 황은경 약사가 4년 동안 약국경영 전문저널 (주)비즈엠디 한국의약통신 파머시 저널에 연재한 복약지도 노하우를 한권의 책으로 묶은 것이다.

환자 복약상담 및 고객서비스, 약국 관리 및 마케팅 분야에 대한 지식을 함축하고 있어 약국 성장의 기회를 잡을 수 있다.

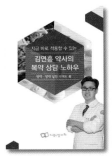

김연흥 약사의 복약 상담 노하우

김연흥 | 304p | 18,000원

이 책은 김연흥 약사가 다년간 약국 임상에서 경험하고 연구했던 양·한방 복약 상담 이론을 총 집대성 한 것으로, 질환 이해를 위한 필수 이론부터 전문적인 복약 상담 노하우까지, 더 나아가 약국 실무에 바로 적용시킬 수 있는 정보들을 다양한 사례 중심으로 함축 설명하고 있다. 세부 항목으로는 제1부 질환별 양약 이야기, 제2부 약제별 생약 이야기로 구성돼 있다.

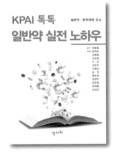

KPAI 톡톡 일반약 실전 노하우

양덕숙·김명철 등 12인 | 450p | 52,000원

이 책은 7,000여명의 약사가 공유하는 학술 임상 카톡방 커뮤니티 한국약사학술경영연구소(KPAI)에서 명강사로 활약하는 12인의 약사들이 공동 집필하였다. 일반약, 건강기능식품, 한약 등을 중심으로 소화기 질환과 약물, 인플루엔자와 감기약, 비타민과 미네랄 등 22가지의 질병별 챕터와 한약제제 기초이론 의약외품과 외용제제 등이 부록으로 실렸다.

각 챕터별로 약국에서 많이 경험하는 환자 에피소드를 넣었으며, 각 장기의 구조 설명, 생리학, 병태생리학 등 기초적인 지식 다음에 약물에 대한 이야기가 나오고, 마지막에는 원포인트 복약지도 란을 만들어 환자와 바로 상담할 수 있도록 하였다.

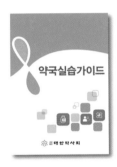

약국실습가이드

사단법인 대한약사회 실무실습표준교재발간위원 | 570p | 비매품

약학대학 6년제 시행에 따라 약대생에 대한 지역약국 실무실습 진행과 관련해 교육자용 표준교재가 필요하다는 요청에 따라 개발을 잰행해 왔다. 표준교재는 약사의 직능과 윤리, 조제 및 청구, 복약상담, 일반의약품 선택상담 및 복약지도, 한약제제 및 약국품목, 약국경영, 관계법령 및 참고자료 등으로 구성되어 있다. 발간위원으로는 최광훈 회장, 백경신 부회장, 정경혜 약학교육위원장, 윤영미 정책위원장, 서영준 약국 위원장, 신용문 약학교육위원회 전문위원, 임진형 동물약국협회장, 성기현 노원구분회 약학위원장, 최재윤 신안산대학교 겸임교수, 한혜성 서울지부 학술위원, 구현지 약사가 참여했다.

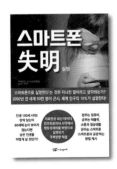

스마트폰 실명(失明)

카와모토 코지 | 194p | 15,000원

초등학생 3시간, 중학생 4시간, 고등학생은 5시간 스마트폰을 만지고 있다. 스마트폰으로 근시가 되면 나이가 들어 실명하게 된다. 안과의사인 저자는 인생 100세 시대 '실명 인구'가 폭발적으로 증가할 것을 예측하며, 의료 현장의 실태와 최신 데이터를 바탕으로 대응책을 제시 한다. 특히 저자는 대학원에서 연구한 행동경제학 프레임워크를 사용하여 스마트폰과 멀어지는 행동변용 방법을 소개한다. 초중고생은 물론 성인, 학부모들이 필독해야할 책이다.

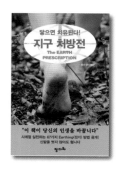

지구 처방전

로라 코니버 | 280p | 18,000원

지구 처방전(earth prescription)은 미국의 의사 로라 코니버가 사람이 맨발로 땅을 밟음으로써 지구에서 제공하는 전도성 있는 치료약으로 육체적, 정신적, 영적으로 활력을 흐르게 하는 실체적이고 구체적인 방법을 과학적 근거를 통해 제공하는 책이다. 이 책은 봄, 여름, 가을, 겨울 사계절에 맨발로 걷기, 땅 밟으며 운동하기, 계절별 작물 수확하기, 밤하늘 보기, 동물을 통해 접지하기 등 다양한 접지를 통해 일어나는 효과를 여러 가지 증거에 기초해서 자세히 설명해줌으로써 누구나 실제적인 체험을 실천할 수 있게 해준다.

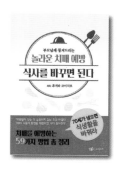

부모님께 챙겨드리는 놀라운 치매 예방 식사를 바꾸면 된다

후지타 코이치로 | 154p | 14,000원

식사와 생활습관 개선으로 치매를 예방할 수 있는 59가지 방법을 의학적 근거를 바탕으로 쉽고 친밀감 있게 정리한 책이다. 책의 서두에서 '치매는 약으로 낫지 않는다. 부모님이 치매에 걸리면 의사가 어떻게 치료해주겠지' 라고 막연히 생각하지만, 치매약이 처방되는 것은 인지 기능 저하를 완만하게 하는 것이 목적일 뿐, 아직까지 현대 의료로 치매를 고치는 것은 불가능하다. 따라서 부모님의 뇌가 아직 건강할 때 뇌세포 지키기를 부모와 지식이 함께 실천하는 것이 훨씬 간편하고 쉬운 일이다.'라고 강조한다. 이 책은 제1장 '부모님이 70세가 넘으면 아침 식사를 거르게 한다' 등 4장으로 구성되어 있다.

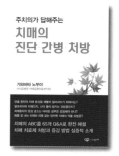

주치의가 답해주는 치매의 진단 · 간병 · 처방

가와바타 노부야 | 445p | 27,000원

치매를 전문으로 하는 의사가 일반 의사들에게 치매의 올바른 진단과 처방에 대한 지식을 65개의 Q&A를 통해 설명하는 가장 정확하고 이해하기 쉽게 해설한 책이다. 특히 치매 환자의 증상을 재빨리 알아차리는 방법, 알츠하이머 치매인지, 나이가 들어 생기는 건망증인지 구분하는 법, 그리고 화를 잘 내는 치매와 의욕 없이 얌전한 치매의 약물요법 등 의사뿐만 아니라 상담약사, 환자가족 모두가 읽어야 할 필독서이다.

100세까지 성장하는 뇌 훈련 방법

가토 도시노리 | 241p | 15,000원

1만 명 이상의 뇌 MRI를 진단한 일본 최고 뇌 전문의사 가토 도시노리(加藤俊德)가 집필한 '100세까지 성장하는 뇌 훈련 방법'은 뇌 성장을 위해 혼자서도 실천할 수 있는 25가지 훈련 방법을 그림과 함께 상세히 설명하고 있다.

이 책에서는 "사람의 뇌가 100세까지 성장할 수 있을까?"에 대한 명쾌한 해답을 주기 위하여 중장년 이후에도 일상적인 생활 속에서 뇌를 훈련하여 성장시킬 수 있는 비결을 소개하고 있다. 또 집중이 잘 안 되고, 건망증이 심해지는 등 여러 가지 상황별 고민을 해소하기 위한 뇌 트레이닝 방법도 간단한 그림을 통해 안내하고 있어 누구나 쉽게 실천해 나갈 수 있다.

현기증 · 메니에르병 내가 고친다

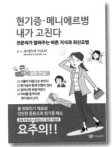

코이즈카 이즈미 | 168p | 15,000원

이 책은 이러한 현기증과 메니에르병을 자기 스스로 운동과 생활습관으로 치료할 수 있는 방법을 가르쳐주는 책이다. 이 책의 내용은 현기증 및 메니에르병의 셀프 체크에서부터 병이 일어나는 원인, 병의 작용 메커니즘, 그리고 병을 치료할 수 있는 운동법과 생활습관 개선 방법에 대해 평생 이 분야의 진료와 연구에 전념해온 성마리안나의과대학 전문의 코이즈카 이즈미 교수가 바른 지식과 최신요법을 설명해주고 있다. 특히 이 책은 모든 내용이 한쪽은 설명, 한쪽은 일러스트 해설로 구성함으로써 누구나 쉽게 이해할 수 있도록 편집되어 있는 것이 특징이다.

치과의사는 입만 진료하지 않는다

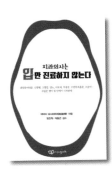

아이다 요시테루 | 176p | 15,000원

이 책의 핵심은 치과와 의과의 연계 치료가 필요하다는 것이다. 비록 일본의 경우지만 우리나라에도 중요한 실마리를 제공해 주는 내용들로 가득하다. 의과와 치과의 연계가 왜 필요한가? 저자는 말한다. 인간의 장기는 하나로 연결되어 있고 그 시작은 입이기 때문에 의사도 입안을 진료할 필요가 있고, 치과의사도 전신의 상태를 알지 못하면 병의 뿌리를 뽑는 것이 불가능 하다고. 저자는 더불어 치과의료를 단순히 충치와 치주병을 치료하는 것으로 받아들이지 않고, 구강 건강을 통한 전신 건강을 생각하는 메디코 덴탈 사이언스(의학적 치학부) 이념을 주장한다.

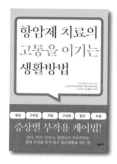

항암제 치료의 고통을 이기는 생활방법

나카가와 야스노리 | 236p | 15,000원

항암제의 발전에 따라 외래에서 암 치료하는 것이 당연한 시대가 되었다. 일을 하면서 치료를 계속하는 사람도 늘고 있다. 그러한 상황에서 약제의 부작용을 어떻게 극복할 것인가는 매우 중요한 문제이다. 이 책은 암 화학요법의 부작용과 셀프케어에 관한 이해를 높이고 암 환자들에게 생활의 질을 유지하면서 치료를 받는 데 도움을 줄 것이다.

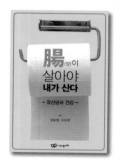

腸(장)이 살아야 내가 산다 -유산균과 건강-

김동현 · 조호연 | 192p | 15,000원

이 책은 지난 30년간 유산균에 대해 연구하여 국내 최고의 유산균 권위자로 잘 알려진 경희대학교 약학대학 김동현 교수와 유산균 연구개발에 주력해온 CTC 바이오 조호연 대표가 유산균의 인체 작용과 효능효과를 제대로 알려 소비자들이 올바로 이용할 수 있도록 하기 위해 집필한 것으로써, 장과 관련된 환자와 자주 접촉하는 의사나 약사 간호사 등 전문인 들이 알아두면 환자 상담에 크게 도움을 줄 수 있는 내용들이 많다. 부록으로 제공된 유산균 복용 다섯 가지 사례에서는 성별, 연령별, 질병별로 예를 들고 있어 우리들이 직접 체험해보지 못한 경험을 대신 체득할 수 있도록 도와주고 있다.

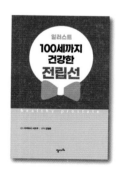

일러스트 100세까지 건강한 전립선

타카하시 사토루 | 172p | 15,000원

전립선비대증과 전립선암은 중노년 남성을 괴롭히는 성가신 질병이다. 하지만 증상이 있어도 수치심에서, 혹은 나이 탓일 거라는 체념에서 진찰 받는 것을 주저하는 환자가 적지 않다. "환자가 자신의 질병을 바르게 이해하고, 적절한 치료를 받기 위해서 필요한 정보를 알기 쉽게 전달" 해주기 위한 목적으로 만든 책이다.

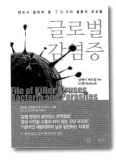

글로벌 감염증

닛케이 메디컬 | 380p | 15,000원

'글로벌 감염증'은 일본경제신문 닛케이 메디컬에서 발간한 책을 도서출판 정다와에서 번역 출간한 것으로서 70가지 감염증에 대한 자료를 함축하고 있다. 이 책은 기존 학술서적으로서만 출판되던 감염증에 대한 정보를 어느 누가 읽어도 쉽게 이해할 수 있도록 다양한 사례 중심으로 서술했으며, 감염증별 병원체, 치사율, 감염력, 감염경로, 잠복기간, 주요 서식지, 증상, 치료법 등을 서두에 요약해 한 눈에 이해할 수 있게 했다.

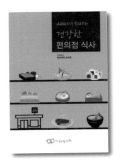

내과의사가 알려주는 건강한 편의점 식사

마츠이케 츠네오 | 152p | 15,000원

편의점 음식에 대한 이미지를 단번에 바꾸어주는 책이다. 이 책은 식품에 대한 정확한 정보를 제공함으로써 좋은 음식을 골라먹을 수 있게 해주고 간단하게 건강식으로 바꾸는 방법을 가르쳐준다. 내과의사이자 장 권위자인 저자 마츠이케 츠네오는 현재 먹고 있는 편의점 음식에 무엇을 추가하면 더 좋아지는지, 혹은 어떤 음식의 일부를 빼면 더 좋은지 알려준다. 장의 부담이나 체중을 신경쓴다면 원컵(One-cup)법으로 에너지양과 식물섬유량을 시각화시킬 수 있는 방법을 이용할 수 있다.

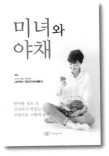

미녀와 야채

나카무라 케이코 | 208p | 13,000원

'미녀와 야채'는 일본 유명 여배우이자 시니어 야채 소믈리에인 나카무라 케이코(中村慧子)가 연구한 7가지 다이어트 비법이 축약된 건강 다이어트 바이블이다.
나카무라 케이코는 색깔 야채 속에 숨겨진 영양분을 분석하여 좋은 야채를 선별하는 방법을 제시하였으며, 야채를 먹는 방법에 따라 미와 건강을 동시에 획득할 수 있는 비법들을 이해하기 쉽게 풀어썼다.

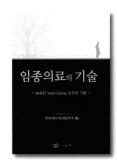

임종의료의 기술

히라카타 마코토 | 212p | 15,000원

임상의사로 20년간 1,500명이 넘는 환자들의 임종을 지켜본 저자 히라가타 마코토(平方 眞)에 의해 저술된 이 책은 크게 세 파트로 나뉘어져 있다. 첫 파트인 '왜 지금, 임종의료 기술이 필요한가'에서는 다사사회(多死社會)의 도래와 임종의료에 관한 의료인의 행동수칙을 소개하였고, 두 번째 파트에서는 이상적인 죽음의 형태인 '노쇠(老衰)'를 다루는 한편 노쇠와 다른 경위로 죽음에 이르는 패턴도 소개하였다. 그리고 세 번째 파트에서는 저자의 경험을 바탕으로 환자와 가족들에게 병세를 이해시키고 설명하는 방법 등을 다루고 있다. 뿐만 아니라 부록을 별첨하여 저자가 실제로 경험한 임상사례를 기재하였다.

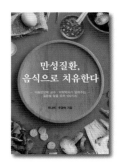

만성질환, 음식으로 치유한다

주나미·주경미 | 255p | 19,000원

100세 시대를 사는 우리에게 건강한 식생활 관리는 가장 필요하고, 중요한 숙제이다. 건강한 사람뿐 만 아니라 유병률이 높은 고혈압, 당뇨병, 이상지질혈증, 뇌질환, 뼈질환 등 5대 질병을 앓고 있거나 위험군에 있는 사람에게도 건강한 식생활은 가장 먼저 고려되어야 할 사항이다.

이 책은 식품영양학 교수와 약학박사가 각 질환의 핵심 포인트, 푸드테라피, 그리고 쉽게 해먹을 수 있는 레시피를 실물 사진을 통해 소개하고, 음식에 관한 일반적인 설명, 특정 재료에 대한 정보제공, 조리방법 팁을 첨가하였다.

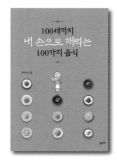

100세까지 내 손으로 해먹는 100가지 음식

주나미·주경미 | 132p | 15,000원

영양 부족이나 고혈압, 당뇨병, 치은 및 치주질환, 관절염, 위염 등 시니어에게 많이 일어나는 질병의 예방과 치료에 도움이 되도록 만든 건강한 식생활을 위한 요리책이다.

숙명여대 식품영양학과 교수인 저자 주나미 박사는 지속적으로 실버푸드를 개발해 온 전문가인 만큼 재료 선택과 조리방법을 시니어의 특성에 맞추어 구성하였다. 또한 손수 해먹을 수 있는 요리로 영양과 소화, 입맛을 고려하였고, 부재료는 물론 양념장이나 소스 하나도 기본 재료와 영양학적 균형을 맞춘 것으로 사용하였다.

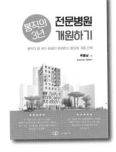

봉직의 3년 전문병원 개원하기

박병상 | 352p | 40,000원

이 책은 개원을 준비하는 의사들이 꼭 알아야 할 내용부터 개원 이후 병원 운영까지를 한권에 담았다. 개원입지, 개원할 병원의 종류, 병원의 시설, 병원 건축과 장비, 인적자원, 세무와 자금조달, 의료기관 개설, 개원 초 운영 팁에 이르기까지, 그동안 저자가 출간한 저서와 강의 자료, 언론에 기고한 '개원'과 관련된 부분이 종합적으로 정리되어 있다. 저자는 각 주제마다 관련된 논문 등을 찾아 코로나 이후 최신 개원 경향까지 궁금증을 모두 풀어냈다. 또 관련 법규와 정부의 공신력 있는 통계, 논문 자료 등을 정확히 인용하고 있다.

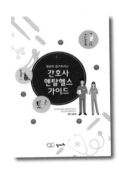

병원이 즐거워지는 간호사 멘탈헬스 가이드

부요 모모코 | 170p | 15,000원

현장의 간호사들의 업무에는 특수성이 있다. 업무 중 긴장을 강요당하는 경우가 많은 것과 감정노동인 것, 그리고 사람의 목숨을 다루는 책임이 무거운 것 등 업무의 질이 스트레스를 동반하기 쉽다는 점이다. 이 책은 이러한 업무를 수행하는 간호사들을 지원할 수 있는 특화된 내용을 담았다. 간호사의 멘탈헬스를 지키기 위해 평소 무엇을 해야 할지, 멘탈헬스가 좋지 않은 사람에게 어떻게 관여하면 좋은지를 소개한다. 저자가 현장에서 직접 경험한 것을 바탕으로 제시한 대응법이라 어떤 것보다 높은 효과를 기대할 수 있을 것이다.

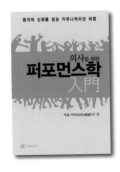

환자의 신뢰를 얻는 의사를 위한 퍼포먼스학 입문

사토 아야코 | 192p | 12,000원

환자의 신뢰를 얻는 퍼포먼스는 의·약사 누구나 갖춰야 할 기본 매너이다.
이 책은 일본대학예술학부교수이자 국제 퍼포먼스연구 대표 사토 아야코씨가 〈닛케이 메디컬〉에 연재하여 호평을 받은 '의사를 위한 퍼포먼스학 입문'을 베이스로 구성된 책으로서, 의사가 진찰실에서 환자를 상담할 때 반드시 필요한 구체적인 테크닉을 다루고 있다. 진찰실에서 전개되는 다양한 케이스를 통해 환자의 신뢰를 얻기 위한 태도, 표정, 말투, 환자의 이야기를 듣는 방법과 맞장구 치는 기술 등 '메디컬 퍼포먼스'의 구체적인 테크닉을 배워볼 수 있다.

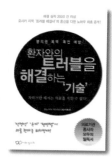

환자와의 트러블을 해결하는 '기술'

오노우치 야스히코 | 231p | 15,000원

이 책은 일본 오사카지역에서 연간 400건 이상 병의원 트러블을 해결해 '트러블 해결사'로 불리는 오사카의사협회 사무국 직원 오노우치 야스코에 의해 서술되었다. 저자는 소위 '몬스터 페이션트'로 불리는 괴물 환자를 퇴치하기 위해서는 '선경성' '용기' '현장력' 등 3대 요소를 갖춰야 한다고 강조한다. 특히 저자가 직접 겪은 32가지 유형을 통해 해결 과정을 생생히 전달하고 있으며, 트러블을 해결하기 위해 지켜야 할 12가지 원칙과 해결의 기술 10가지를 중심으로 보건 의료계 종사자들이 언제든지 바로 실무에 활용할 수 기술을 제시하고 있다.

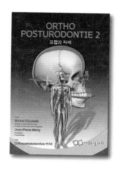

교합과 자세

Michel Clauzade · Jean-Pierre Marty | 212p | 120,000원

자세와 교합, 자세와 치아 사이의 관계를 의미하는 '자세치의학(Orthopo sturodon-tie)' 이라는 개념은 저자 미셸 클로자드와 장피에르 마티가 함께 연구하여 만든 개념으로써, 자세학에서 치아교합이 핵심적인 역할을 지니고 있다는 사실을 보여준다. '교합과 자세'는 우리가 임상에서 자주 접하는 TMD 관련 증상들의 원인에 대해 생리학적 관점보다 더 관심을 기울여 자세와 치아에 관한 간단한 질문들, 즉 치아 및 하악계가 자세감각의 수용기로 간주될 수 있는 무엇인가? 두 개 하악계 장애가 자세의 장애로 이어질 수 있는 이유는 무엇인가?에 대한 질문들에 답을 내놓고 있다.

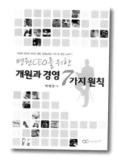

병원 CEO를 위한 개원과 경영 7가지 원칙

박병상 | 363p | 19,000원

'병원 CEO를 위한 개원과 경영 7가지 원칙'은 개원에 필요한 자질과 병원 경영 능력을 키워줄 현장 노하우를 담은 책이다.

이 책은 성공하는 병원 CEO를 위해 개원을 구상할 때부터 염두에 두어야 할 7가지 키워드를 중심으로 기술하였다.

가까운 미래에 병원CEO를 꿈꾸며 개원을 준비하는 의사들과 병원을 전문화하거나 규모 확장 등 병원을 성장시키고자 할 때 길잡이가 될 것이다.

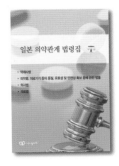

일본 의약관계 법령집

도서출판 정다와 | 368p | 30,000원

'일본 의약관련 법령집'은 국내 의약관련 업무에서 일본의 제도나 법률이 자주 인용, 참조되고 있음에도 불구하고 마땅한 자료가 없는 가운데 국내 최초로 출간되었다. 책의 구성은 크게 약제사법(藥劑師法), 의약품·의료기기 등의 품질·유효성 및 안전성 확보 등에 관한 법률(구 藥事法), 의사법(醫師法), 의료법(醫療法) 및 시행령, 시행규칙의 전문과 관련 서류 양식이 수록되어 있다.

출 | 간 | 예 | 정 | 도 | 서

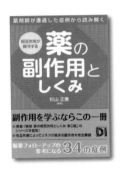

약국약사를 위한 외래 암환자 약물요법 입문

감수 야마쿠치 마사카즈 | 262p | 닛케이 BP사 발행 | 2024. 1월 출간 예정

이 책은 Part1에서 암 약물 치료를 받는 환자에게 최상의 의료를 제공할 수 있도록 암 약물 치료의 기초 지식과 부작용 관리에 대한 외래 증례를 소개하고, Part2에서는 실제로 약국에서 환자로부터 많이 받는 질문에 대한 답변을 퀴즈 형식으로 확인할 수 있도록 구성하고 있다. 날로 늘어나는 암 환자를 위한 암 약물요법과 복약지도에 도움이 되는 내용을 수록하여 약사의 암 환자 상담에 크게 도움될 수 있는 지침서이다.

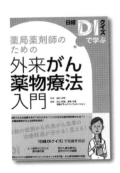

상호작용이 관여하는 약의 부작용과 구조

스기야마 마사야스 | 320p | 닛케이BP사 발행 | 2024. 1월 출간 예정

이 책은 약국약사가 접하는 여러 가지 질환의 증상으로부터 알 수 있는 약의 상호작용에 의해 일어나는 부작용과 그 구조 및 대책에 대해 해설한 책이다. 이 책은 일본 최고의 약학 전문잡지 「닛케이 드럭 인포메이션」에 연재한 '약의 상호작용과 구조' 중에서 부작용이 관여하는 약역학적 상호작용(협력 및 길항작용) 20개 항목을 선택하여, 20개의 SECTION으로 업데이트한 것으로 환자를 위한 약국약사들의 필독서가 될 것이다.

김수겸 약사의
실전 한방강의
감기편

초판 1쇄 인쇄 2024년 1월 05일
초판 1쇄 발행 2024년 1월 10일

지은이 | 김수겸
발행인 | 정동명
교 정 | 조형진
디자인 | 서재선
인쇄소 | 천일인쇄사

펴낸곳 | (주)동명북미디어 도서출판 정다와
주 소 | 경기도 과천시 뒷골1로 6 용마라이프 B동 2층
전 화 | 02) 3481-6801
홈페이지 | www.kmpnews.co.kr / www.dmbook.co.kr

출판신고번호 | 2008-000161
ISBN | 978-89-6991-040-0
정가 22,000원